耳鳴り・難聴を治す本

最新治療法から民間療法まで
専門家が詳細に解説！

JCHO東京新宿メディカルセンター
耳鼻咽喉科診療部長
石井正則［監修］

マキノ出版
ビタミン文庫

はじめに

私が勤務する病院の耳鼻咽喉科《じびいんこうか》には、耳鳴りや難聴《なんちょう》に悩む患者さんが、毎日おおぜい訪れます。診療の予約が数ヵ月先まで埋まっていることからもわかるように、近年、耳鳴り・難聴の患者数は明らかに増加傾向にあります。

本書を手に取られたあなた自身も、耳鳴りや難聴を抱え、「なんとか症状を改善したい」と思っておられるのでしょう。また、「病院に行ったら、老化現象だから治らないといわれた」「治療は受けたが、症状が改善しない」といった状態かもしれません。

たしかに、耳鳴りや難聴は、加齢に伴ってだれにでも起こってくる症状です。しかし、それが「気になって眠れない」とか「耳鳴りがうるさくて、人の話を聞き取れない」など、日常生活に支障が出てくると、「老化現象だからあきらめる」というわけにはいきません。

でも、安心してください。あなたの耳鳴り・難聴は、改善する可能性があります。

昨今の耳鼻咽喉科における最新の研究や、治療現場の臨床例から、「耳鳴りや難聴を改善する方法」が徐々に解明されつつあるのです。

もちろん、耳鳴りや難聴には、早急に治療が必要な病気が原因となっている場合もあります。そのことについても、受診のタイミングや治療の内容など、本書でわかりやすく解説しています。

そして、最新の治療法についても第5章で紹介していますので、ぜひ参考にしてください。医学の世界は日進月歩です。特に、高齢化が進む昨今では、「老化に伴う病気や症状をいかに予防・改善するか」ということに注目が集まっています。研究が進み、新しい治療法も続々開発されているのです。

また、耳鼻咽喉科においても、心身症《しんしんしょう》（精神的ストレスが原因で起こる体の病気）を理解して診療に当たる必要性が叫ばれています。ストレスなどの精神的要因が、疾《しっ》患《かん》を引き起こすことがわかってきたのです。２００９年には、耳鼻咽喉科における心身医学の研究発展を目的に、日本耳鼻咽喉科心身医学研究会が発足しました。

私自身、日々の診療において、精神的要因が耳鳴りや難聴を引き起こしている患者さんがふえていることを実感しています。耳の症状や疾患は、ストレス社会の産物といっていいでしょう。ですから、私が耳鳴りや難聴の治療をする際には、「ライフスタイルの見直し」を重視します。食事内容や睡眠時間、運動量、仕事のしかた、人間関係まで含んだ生活全般に、症状改善のカギがあるのです。

本書では、医師や薬剤師、鍼灸《しんきゅう》師《し》といった専門家が、耳鳴り・難聴を改善するための方策を数多く、幅広く紹介しています。第5章の「最新治療法」以外は、いずれもすぐ手軽に始められるものばかりです。もちろん、すべてを行う必要はありません。「気持ちよさそう」「おいしそう」「続けられそう」と思ったものを試してください。

ある意味、耳鳴りや難聴は健康のバロメーターです。つまり、自分の健康状態が「耳の聞こえ」に現れるということです。本書に紹介されている方法を継続することで、耳鳴りや難聴が軽減すると同時に、全身の健康状態も上向いていくはずです。

本書が皆さんの耳の悩みを解決する一助となり、心身の健康に役立つことを願っています。

２０１３年10月

石井正則《いしいまさのり》

目次

耳鳴り・難聴を治す本……………………………

はじめに……… 1

第1章 耳鳴り・難聴はなぜ起こるのか？どうすれば治るのか？
JCHO東京新宿メディカルセンター耳鼻咽喉科診療部長 **石井正則** 11

第2章 耳鳴り・難聴を改善する体操と生活習慣

前屈ストレッチ▼耳鳴り・難聴の原因「ストレス」を消す呼吸法とストレッチ
JCHO東京新宿メディカルセンター耳鼻咽喉科診療部長 **石井正則** 36

目　次

耳ひっぱり▼つまんでひっぱるだけ！　やったその場でぐんと聞こえがよくなる
国際医療福祉大学病院耳鼻咽喉科教授　**中川雅文**　42

耳栓散歩▼内耳の筋肉が活性化し耳の圧迫感も耳鳴りも軽減
国際医療福祉大学病院耳鼻咽喉科教授　**中川雅文**　48

口を開ける▼耳鳴りは歯のかみ癖が一因！　上下の歯を離すだけで軽減
東京医科歯科大学准教授　**木野孔司**　54

聴覚トレーニング▼ゲーム感覚で脳を鍛え聞こえの明瞭度を上げる
目白大学言語聴覚学科教授　**坂田英明**　58

耳を温める▼脳の血流が改善し耳鳴り・難聴に効果的
青山・まだらめクリニック自律神経免疫治療研究所院長　**班目健夫**　62

首腰枕▼耳鳴りや難聴、高血圧まで招く首のゆがみを1日5分で取り去る
心神診療室院長　**髙木智司**　68

片鼻呼吸▼耳鼻咽喉科医のキーンという耳鳴りが消えた！　患者にも即効
陣内耳鼻咽喉科クリニック院長　**陣内　賢**　74

第3章　耳鳴り・難聴を改善する食品

お勧めの食品▼レバー焼きにレモンがお勧め！　コーヒーと栄養ドリンクは要注意
ＪＣＨＯ東京新宿メディカルセンター耳鼻咽喉科診療部長　石井正則　80

ショウガ紅茶▼内耳の血流を促し平衡感覚の乱れを治す
竹腰耳鼻咽喉科院長　竹腰昌明　86

酢タマネギ▼血管の詰まりを防ぎ耳鳴りを撃退する
「むくげのいえ」施設長・元東京大学医学部講師　齊藤嘉美　90

黒豆の煮汁▼老人性難聴に著しい改善例が続出し耳鳴りもほぼ消失
水嶋クリニック院長　水嶋丈雄　94

レモン水▼自律神経の働きを整え血流を促進する効果で耳鳴りを改善
玉川学園岡田医院院長　岡田研吉　98

目　次

焼き梅干し▼血液をサラサラにして耳の血流を促進し耳鳴りを改善
崇城大学薬学部教授　**村上光太郎**　104

黒ゴマ酒▼耳鳴りや耳閉感を伴う難聴に効いた「耳の若返り薬」
群馬中国医療研究協会薬局代表・薬剤師　**井上正文**　108

ビールと豆乳▼耳の水はけをよくし血管を強化してメニエール病を治す
二木・深谷耳鼻咽喉科医院理事長　**二木　隆**　114

第４章　耳鳴り・難聴を改善する特効ポイント

胸鎖乳突筋マッサージ▼首の横の押しもみで突発性難聴や耳鳴りが治っている
一掌堂治療院院長　**藤井徳治**　120

爪もみ▼90歳を超えて難聴が改善！　耳鳴り、めまいも軽減した
心神診療室院長　**髙木智司**　126

わきの下をもむ▼首と肩のこりが取れ耳鳴り・難聴が劇的に改善
青山・まだらめクリニック自律神経免疫治療研究所院長　**班目健夫**　132

頭皮マッサージ▼慢性化していても効果大！　震災後の耳鳴り、めまいも改善
健康増進クリニック副院長　**加藤直哉**　138

1円玉療法▼耳の周囲と首の後ろに1円玉を貼るだけで早期に改善
弘漢療法院院長　**川村昇山**　146

脳天ブラシ▼頭頂部をブラシでたたくと気の流れがよくなり耳鳴りが軽快
西田順天堂内科院長　**西田皓一**　152

耳もみ▼自律神経を整える！　低体温を改善して耳鳴り・難聴を一掃
塚見鍼灸治療室院長　**塚見史博**　158

指ひねり▼耳鳴りやメニエール病に効果大の薬指と小指の指ひねり
前・坂本均整施術所所長　**坂本元一**　162

ピンポイント療法▼神経の流れを正して耳の聞こえを改善する
鎌倉ドクタードルフィン診療所院長　**松久　正**　168

目　次

耳輪ゴム▼耳に輪ゴムを巻くだけで聴力が戻り耳鳴りも改善
アジアンハンドセラピー協会理事・鍼灸師　**松岡佳余子**　174

首と肩のツボ▼耳鳴りの原因は首の筋肉の過緊張にありツボ刺激が改善の近道
耳鼻咽喉科渡辺医院院長　**渡辺尚彦**　182

第5章　耳鳴り・難聴を改善する最新治療法

難聴の最新研究▼iPod難聴からエネルギー制限の可能性、人工内耳の有効性まで
東京大学医学部附属病院耳鼻咽喉科教授　**山岨達也**　190

人工内耳手術▼健康保険適用の装置から残存聴力活用型までが登場
虎の門病院耳鼻咽喉科部長聴覚センター長　**熊川孝三**　198

高気圧酸素療法▼突発性難聴発症後1週間以内なら聴力改善率が80％
岡村一心堂病院耳鼻咽喉科部長　**松尾隆晶**　208

脳過敏症候群▼脳の興奮をおさえれば難聴、耳鳴り、めまいが改善する
東京女子医科大学病院脳神経センター脳神経外科頭痛外来客員教授 **清水俊彦** 214

漢方薬▼「水毒」「水滞」を解消して耳の聞こえをよくする
昌平クリニック院長 **鍋谷欣市** 218

星状神経節ブロック療法▼自律神経を整え突発性難聴、耳鳴りを一掃
施無畏クリニック院長 **持田奈緒美** 224

おわりに……………230

ブックデザイン……山口真理子
イラスト……朝日メディアインターナショナル

第1章

耳鳴り・難聴はなぜ起こるのか？ どうすれば治るのか？

JCHO東京新宿メディカルセンター耳鼻咽喉科診療部長
石井正則

耳が遠くなると耳鳴りが起こる？

厚生労働省の発表によると、ここ数年間、耳鳴りの訴えは増加傾向にあります。その原因の1つに、日本全体の高齢化が挙げられるでしょう。高齢者が多くなったことにより、老人性難聴《なんちょう》がふえ、それに伴って老人性の耳鳴りが増加したと考えられるのです。

難聴がふえると、なぜ耳鳴りも増加するのでしょうか。

難聴と耳鳴りは、違う症状のように見えますが、実は関連している場合が多いのです。

実際、ドイツで行われた大規模調査では、耳鳴りが生じている人の90％が、難聴を伴っていると報告されています。私自身の臨床経験と照らし合わせても、耳鳴りを訴える患者さんのほとんどに、難聴があるといっていいでしょう。

難聴と耳鳴りが併発する理由については、諸説あります。現在、最も有力とされているのが、「聞こえなくなった音域を、脳が補完する。それが耳鳴りとなる」という説です。たとえば、高い音が聞こえにくくなると、人間の脳は、その音域を補おうとして、「ピー」とか「キーン」という高い音の耳鳴りを起こすというものです。

高音というのは、周波数の高い音のことです。音の高さは周波数の高低で表され、それを指す単位が「ヘルツ（Hz）」です。周波数が低ければ低音で、高ければ高音になります。通常の聴力検査では、8000ヘルツまでしか検査しませんが、実際には小中学生なら2万ヘルツくらいまで聞こえます。年齢を重ねるにつれ、音を聞き取る力が衰えていき、まず最初に、高い音域の聴力が落ちてくるのです。

この現象を利用したのが、いわゆる「モスキート音」です。1万7000ヘルツという、非常に高周波数の音です。蚊《か》（英語でモスキートという）の羽音に似ていることから、この名があります。20歳代後半以降になると聞こえなくなる人が多いのですが、それより若い人たちには、非常に不快な音として聞こえます。

モスキート音は、夜間にたむろする少年を追い払う目的で、公園やビルの入口に設置された例もあるので、ご存じのかたも多いでしょう。また、「若者にしか聞こえない」という特性を逆手に取って、「先生に聞こえない携帯電話の着信音」として高校生の間で人気を博しているようです。

高音域の聴力が落ちると、電車やバスのアナウンスが聞き取りにくくなります。また、子音が聞こえにくくなるために聞き間違いがふえ、日常生活で不便が生じます。

こうした聴力の老化現象は、鼓膜《こまく》の奥で音を感じ取って神経に伝える有毛《ゆうもう》細胞が折れたり抜けたりして、その能力が低下することによって起こります。ですから、一般に老人性難聴は50歳代から始まるとされますが、個人差が大きく、早い人では40歳代から症状が現れる人もいます。そのため最近では、老人性難聴ではなく、加齢性難聴というい方をすることが多くなっています。

私は現在50歳代後半ですが、いわゆる「体年齢」を測定できる体重計によると、「体年齢32歳」です。それにもかかわらず、聴力は確実に落ちてきています。50歳代前半までは1万4000ヘルツまで聞こえていましたが、今はそこまで聞こえません。これはもう、しかたのない加齢変化と思っています。

このように、「いつの間にか」「徐々に」「知らないうちに」耳の聞こえが悪くなってきたというケースは、慌てて病院に駆け込まなくても大丈夫です。もちろん、前述したように、日常生活に支障を来すことがふえてきますが、「早急に医療機関での治療が必要」という事態ではありません。

しかし、「ある日突然、耳の聞こえが悪くなった」という場合には、すぐに専門の医療機関を受診してください。あとで詳しく説明しますが、難聴を起こす病気の中には、早い時期に治療をしないと、回復できなかったり、後遺症が残ったりするものが少なくないのです。

また、高音域の難聴に伴って起こる「ピー」「キーン」という耳鳴りも、気にならない程度なら心配いりませんし、数分で治まるなら病的なものと考えなくていいでしょう。ただし、「耳鳴りが気になって眠れない」「耳鳴りがうるさくて会話ができない」「激しい耳鳴りが数時間続く」という場合には、専門の医療機関を受診してください。

あなたの耳鳴りはどんな音ですか？

耳鼻咽喉科《じびいんこうか》に限らず、医師にかかる際には、「どこが、どのように具合が悪いのか」ということを尋ねられます。このときに、自分の病状を的確に説明できると、治療がスムーズに進んだり、ひいては回復が早まったりします。ですから、自分の難聴や耳鳴りが、どのようなタイプなのか把握しておくことが、非常に重要なのです。

前述したように、加齢による耳鳴りは、高音域の難聴と連動するケースが多いため、「キーン」「ザー」「ジー」といった高い音の耳鳴りから始まります。その後、聞こえなくなる音域の拡大に伴って、「ゴー」「ボー」といった中音から低音の耳鳴りも増えてきます。

高音性難聴では、単に聞こえが悪くなるだけではなく、聞こえ方が異常になる場合もあります。少し大きめの音や高い音を聞いたときに、神経が過敏に反応し、音が割れて聞こえたり、周囲の雑音（食器のぶつかる音など）が大きく聞こえたり、会話している相手の声がどなり声のように感じたりするのです。

低音性難聴や、低音の耳鳴りを起こしている人の中には、耳閉感《じへいかん》を覚える人も少なくありません。飛行機の離着陸のときや、新幹線がトンネルに入ったときに、耳が詰まったように感じることがあるでしょう。これが耳閉感です。普通、あくびをしたり、つばを飲み込んだりすると詰まりが取れますが、耳鳴りに伴う耳閉感の場合、何をしても詰まりが取れません。耳の中の圧迫感を訴える人もいます。

最近の患者さんの傾向を見ると、30～40歳代の働き盛りの人たちに、この症状が増えているという実感があります。もちろん、治療を要する病気が原因の場合もありますが、ストレスや睡眠不足、心身の疲労が引き金になっているケースも数多く見られます。

耳鳴りは、音の高さのほかに、「どこから聞こえるか」ということでも分類します。

多くの患者さんが訴えるのが、「どこからも音が発生していないのに、耳の中で音が聞こえる」というものです。これを「自覚的耳鳴り」といいます。患者さんの中には、頭の中で音がしていると訴える人もいます。このような音を「頭鳴《ずめい》」といって、耳鳴りの1つと考えられています。いずれも、本人にしか聞こえません。

自覚的耳鳴りは、耳の病気が原因のことが大半ですが、神経や脳の障害によっても起こります。そのほかにも、高血圧症や低血圧症、糖尿病、血管が硬くなる動脈硬化《どうみゃくこうか》、血液中に脂質が多くなる脂質異常症、脈拍が乱れる不整脈、腎臓《じんぞう》の病気など、血液や内臓の不調が原因となることもあります。そのほか、ストレスによっても発症します。

これに対して、「体の中の音が、耳に響いて聞こえる」という症状が、「他覚的耳鳴り」です。心臓の鼓動や血液の流れる音、たまった耳あかがガサゴソする音、ゴミや虫が耳に入って音がするなど、聴診器を当てると他人にもその音が聞こえます。ほかにも、耳と鼻をつなぐ耳管《じかん》が開いたままになってしまう「耳管開放症」になると、自分の呼吸する音が耳鳴りとして聞こえることもあります。

自覚的耳鳴りも、他覚的耳鳴りも、治療が必要な場合もありますが、疲労やストレスが原因となって一時的に起こるケースが少なくありません。特に、自覚的耳鳴りは、精神的なストレスが関与していることが多いようです。たとえば、ひどく疲れたときには、いつもは気にならないテレビの音が耳障《みみざわ》りだったり、周囲のおしゃべりをうるさく感じたりするでしょう。それと同じです。

耳鳴りを感じたら、まずよく眠って体を休め、疲労やストレスの解消に努めましょう。その結果、症状が軽快したなら、それほど心配する必要はありません。

しかし、耳鳴りがうるさくて眠れない、一晩たっても耳鳴りが軽減しない、何をしても耳閉感が取れないといったときは、医療機関を受診しましょう。突然耳の聞こえが悪くなった場合は、様子を見ずに、すぐ耳鼻咽喉科に行ってください。

耳鳴り・難聴の原因となる病気

ここでは、耳鳴りや難聴の原因となる病気について解説します。

これまでお話ししたように、耳鳴りや難聴は、老化や一時的な疲労によるものもありますが、重篤《じゅうとく》な病気が原因の場合も少なくありません。早急な手術や処置、入院治療などが必要なケースもあるので、自分の症状をよく見きわめて、正しい対応をしてください。

【突発性難聴《とっぱつせいなんちょう》】

なんの前ぶれもなく、ある日突然、片方の耳の聞こえが悪くなる病気です。「朝起きたら耳が聞こえなかった」「買い物をして店を出たら、キーンと耳鳴りがして、同時に音が聞こえなくなった」「突然耳が詰まった感じがして、何をしても治らない」など、あるときを境に、聴力が急激に低下したら突発性難聴を疑います。

多くの場合、耳鳴りやめまいを併発します。原因は、ウイルス説や血行不全説などがありますが、解明されていません。普通は1回しか起こらず、くり返すことはありません。

突発性難聴は、一刻も早く治療を受けることが重要です。発症後2週間を経過すると、回復する可能性が低くなります。治療は、薬物療法が中心です。ストレスが関与しているという説もあり、心身を休ませるために入院治療を行う場合もあるので、症状のひどいときには、入院施設のある病院にかかったほうがいいでしょう。

【メニエール病】

耳の奥の内耳《ないじ》が水ぶくれを起こし、耳の神経に障害を起こすことで、耳鳴りや難聴、めまいを起こす病気です。突然、激しいめまいが起こり、耳鳴りや難聴を伴います。めまいはグルグル回る回転性のものが多く、嘔吐《おうと》することもあります。突発性難聴と症状が似ていますが、突発性難聴が1回限りであるのに対し、メニエール病は何度もくり返します。

耳鳴りや難聴、めまいの発作をくり返すたびに、聴力が低下していきます。

原因は明らかになっていませんが、過剰なストレスによって、発症したり症状が悪化したりするといわれています。そのため、突発性難聴と同様、重篤な症状の場合は、入院してストレスを解消しつつ、薬物治療を行うケースがあります。

【外《がい》リンパ瘻《ろう》】

鼓膜の奥には、聴覚をつかさどる蝸牛《かぎゅう》という器官があります。蝸牛には、音が入ってくる卵円窓《らんえんそう》と、音が出ていく正円窓《せいえんそう》という2つの窓がありますが、どちらの窓も外

◎外リンパ瘻

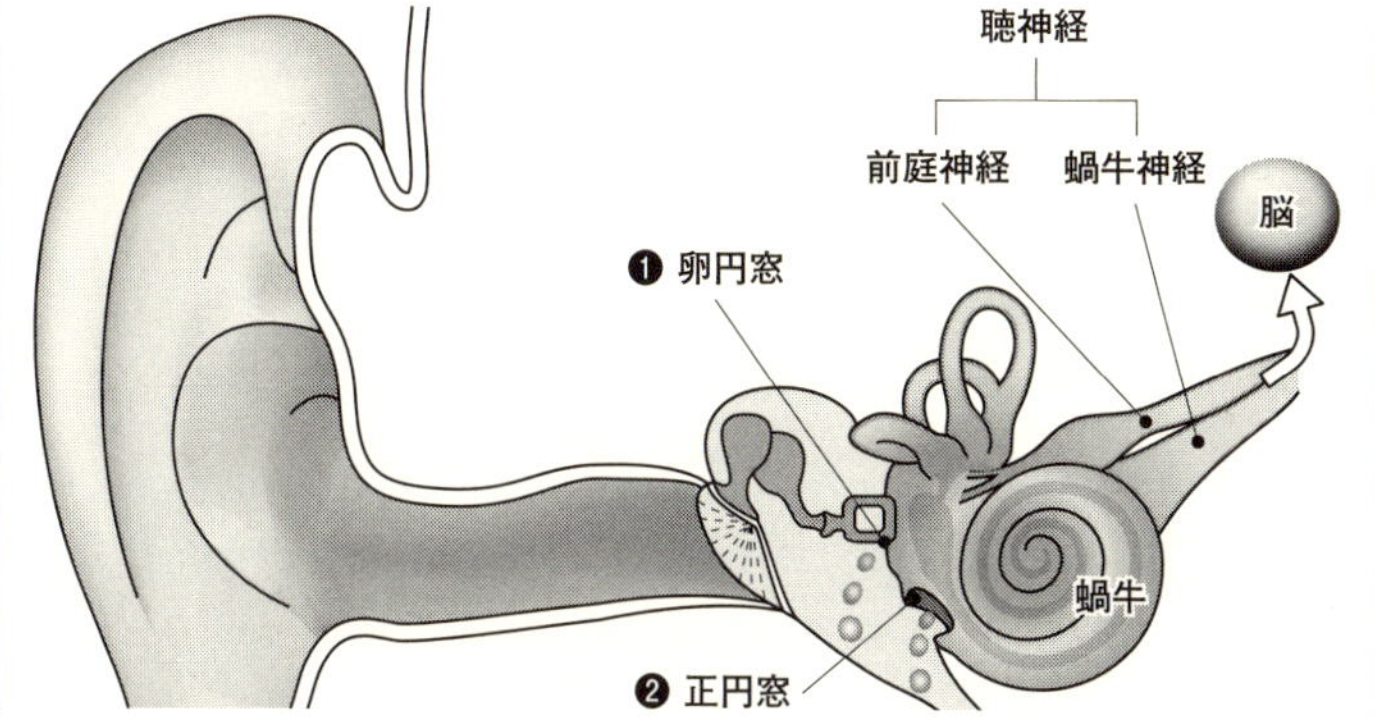

からの力に弱いのです。強い外力によって、卵円窓や正円窓に穴が開くと、蝸牛の中から外リンパ液という液体が漏《も》れ出て、聴覚と平衡《へいこう》（バランス）機能に障害が生じます。

きっかけとなる強い外力とは、重いものを持ち上げる、鼻を強くかむ、トイレでいきむ、逆立ちする、管楽器を吹く、スキューバダイビングをするなどの動作や行動です。蝸牛の窓に穴が開くときに、「ポン」「パチン」というような弾ける音が聞こえる人もいます。

一般に、目がグルグル回る回転性のめまいが起こったあと、難聴や耳鳴りが起こります。突発性難聴やメニエール病と症状が似ているので、誤診されやすい病気です。耳鳴り・難聴が起こる前に、急激な力を入れる動作をしたり、「ポン」「パチン」という音がしたりしたときは、そのことを必ず医師に伝えましょう。

治療法は、入院して安静にし、自然に窓の穴がふさがるのを待つ「保存的治療」と、手術によって穴をふさぐ「手術治療」があります。

【聴神経腫瘍《ちょうしんけいしゅよう》】

聴神経とは、音の情報を脳に送る蝸牛神経と、平衡《へいこう》感覚についての情報を送る前庭《ぜんてい》神経の総称です。これらの2つの神経に発生する腫瘍を聴神経腫瘍といいます。ほとんどの腫瘍は良性ですが、腫瘍が神経を圧迫・破壊することによって、耳鳴りや難聴、めまいが生じます。

初期の自覚症状はほとんどありませんが、患者さんの約98%が耳鳴りから自覚します。やがて、難聴、頭痛、平衡失調（バランスのくずれ）などが現れます。腫瘍の発育のスピードは遅いので、腫瘍が小さい場合は、ＭＲＩ（核磁気《かくじき》共鳴《きょうめい》画像法《がぞうほう》）などで経過を観察していきます。腫瘍が大きくなって、将来、重篤な症状が発生するのが確実と判断されたら、外科手術か放射線治療を行うことになります。

【ラムゼイ・ハント症候群《しょうこうぐん》】

水痘《すいとう》（水ぼうそう）を引き起こすのが、ヘルペスウイルスです。水ぼうそうは、1度かかったら2度とかかりませんが、ヘルペスウイルスは神経にすみつきます。健康なときはおとなしくしていますが、免疫力《めんえきりょく》が低下すると再活性化します。免疫力とは、細菌や異物から身を守る力です。

顔面神経に潜んでいたウイルスが目覚め、内耳の神経にダメージを与えることで、耳鳴りや難聴が現れます。まず高熱が出て、頭痛や耳の痛みが生じ、耳の入口付近に水疱《すいほう》ができます。そして、耳鳴りや難聴、めまい、顔面神経マヒの症状が現れるのです。治療は、抗ウイルス薬やステロイド薬（副腎皮質《ふくじんひしつ》ホルモン薬）の服用や点滴注射などで行います。

【中耳炎《ちゅうじえん》】

中耳炎は、鼓膜の内側に炎症を起こす病気ですが、急性の場合は抗生物質の投与などで改善します。完治させれば問題はありませんが、治療を怠《おこた》ると重症化・慢性化して、「慢性化膿性中耳炎《まんせいかのうせいちゅうじえん》」「真珠腫性中耳炎《しんじゅしゅせいちゅうじえん》」「滲出性中耳炎《しんしゅっせいちゅうじえん》」などに発展するおそれがあります。

◎真珠腫性中耳炎

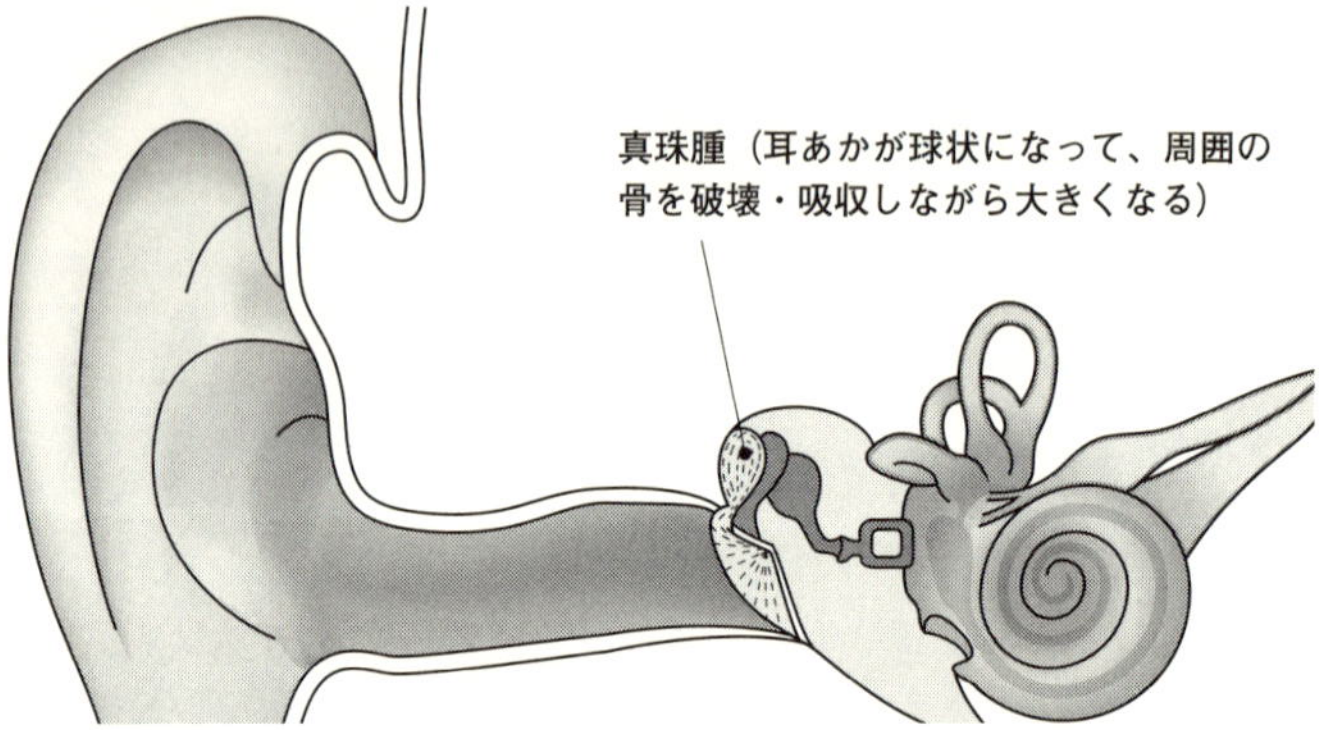
真珠腫（耳あかが球状になって、周囲の骨を破壊・吸収しながら大きくなる）

慢性化膿中耳炎は、鼓膜に穴が開いたままになって、耳鳴りや難聴が固定化しやすくなります。内耳への炎症が広がり、ウミがたまったり流れ出たりします。

真珠腫性中耳炎は、中耳炎が慢性化する過程で、鼓膜の一部が内側に陥入《かんにゅう》することで起こります。陥入した部分に耳あかがたまって球状になり、それが周囲の骨を破壊吸収しながら増大していくのです。最初は、自覚症状がほとんどありませんが、やがて悪臭のする耳だれが出て、耳鳴りや難聴、めまい、顔面神経マヒが生じます。

滲出性中耳炎は、鼓膜の内側に水がたまる病気です。この水は通常、耳とのどを結ぶ耳管から、のどに流れるようになっています。耳管は、中耳の気圧を周りの気圧に合わせる働きがありますが、カゼをひいたりして耳管の内側が腫れて狭くなると、コントロールがうまくいかなくなって、鼓膜の内側の気圧が低くなり、水が耳管から流れずにたまってしまうのです。

痛みはありませんが、鼓膜の内側に水がたまると、鼓膜が振動できなくなり、音が聞きづらくなります。耳の詰まった感じや、耳鳴りを伴うケースも多く見られます。

【耳管狭窄症と耳管開放症】

耳管は鼻の一番奥から、鼓膜の内側に通じています。気圧の変化に対応するため、鼻から中耳に空気を送り、鼓膜の内側と外側の圧力を保つ働きをしています。通常、つばを飲み込んだり、あくびをしたときに一瞬だけ耳管が開き、空気を送ったあとすぐに閉じます。飛行機の離着陸時や、スキューバダイビングのときなど、耳が詰まった状態になることがありますが、つばを飲み込んだり、あくびをしたりすると治るのは、耳管が開いて鼓膜が正常に戻るためです。

ところが、鼻炎や疲労、加齢などが原因で耳管の内側が腫れて狭くなると、空気の出入りがなくなり、中耳の気圧調整ができなくなります。その結果、鼓膜がへこんで、難聴や耳鳴り、耳閉感などが出現します。これが、耳管狭窄症です。耳管狭窄症が悪化して長期化すると、前述の滲出性中耳炎になります。

治療は、アレルギー性鼻炎の薬や抗生物質で、鼻と耳管粘膜の腫れを取ったり炎症をおさえたりして行います。

一方、耳管が開いたままになる耳管開放症は、自分の声が大きく聞こえたり、呼吸音が聞こえたりします。急激な体重減少が原因となることもあります。

軽症の場合は、体重コントロールや、耳管への生理食塩水の点鼻を行います。中等症以上では、耳管内に薬を注入したり、鼓膜にチューブを入れたりする治療を行います。

耳鳴りは健康のバロメーター

前項で説明したような病気による耳鳴りは、症状が現れればすぐに自覚できます。しかし、特に病気がなくても、耳鳴りが起こることがあります。

実をいうと、私たちの頭の中では、常に耳鳴りが起こっています。一般に、耳鳴りは「音が気になってしかたない」「日常生活に支障が出る」という状態になって初めて自覚しますが、程度の差こそあれ、だれにでも起こる生理現象なのです。

このことは、以下のような実験でもわかります。

「耳鳴りなし」と自覚するモニター10人を、2グループに分けました。一方のグループには、夜間に6時間連続してパソコンの入力作業をしてもらい、睡眠不足の状態にして心身にストレスをかけました。もう一方のグループには、ストレスを極力避けて、普通に生活してもらったのです。

その後、全員が無響室《むきょうしつ》に入りました。無響室とは、室内の壁が特殊な素材で作られていて、室内で発生する音を吸収して反響をなくし、ほぼ完全な無音空間を再現する実験室です。この部屋では、声を出しても手をたたいても、すぐに音が消えてしまいます。部屋のドアを閉めると、何も聞こえなくなる代わりに、自分の体内の音が聞こえるという現象が起こります。脳内の音が聞こえるため、全員が「耳鳴りがする」と答えました。

無響室を出ると、「ストレスなしグループ」は、すぐに耳鳴りが消えました。正確には、耳鳴りが気にならなくなったのです。

一方、「ストレス・睡眠不足グループ」は、無響室を出たあとも、耳鳴りが続きました。しかし、すぐに休息と睡眠を与えて、緊張状態から解放すると、翌日には耳鳴りが消失したのです。

この実験結果は、耳鳴りの起こる条件が「ストレス」「睡眠不足」「体の疲れ」であることを示唆《しさ》しています。

耳鳴りはだれにでもありますが、健康なときは気になりません。つまり、「耳鳴りは健康のバロメーター」でもあるのです。いい換えるなら、耳鳴りが現れているということは、「健康状態が良好ではない」と考えられます。

私のもとに見える患者さんは、「どの病院に行っても治らなかった」「何10年来の耳鳴りに悩んでいる」というかたが少なくありません。そうしたかたがたは、原因となる病気を治療したにもかかわらず、症状が改善しないと訴えます。もしくは、原因がわからないまま、「何をしても治らない」と複数の医療機関を巡っているのです。

ここで重要なのは、「病気がない＝健康」ではないということです。

耳鳴りを起こす病気を治療しても、心身を疲れさせる生活を続けていたら、症状がぶり返します。

私は初診の患者さんには必ず、耳以外の体調や、生活スタイル、睡眠時間などを尋ねます。「ストレス」「睡眠不足」「体の疲れ」をチェックするためです。

しかし、「疲れていません」「大丈夫です」と答える人がほとんどです。まじめな人は、疲れているにもかかわらず、それに気づきません。あるいは、「疲れていない」「まだまだできる」と自分にいいきかせ、さらにがんばってしまいます。その結果、耳鳴りが出てくるのです。

最近では、結婚や離婚、出産、引っ越し、転勤、死別などによる環境の変化がきっかけで、耳鳴りの現れるケースがふえてきました。また、職場や子どもの学校での対人関係、時間に追われる生活などが原因となることもあります。そのため、若い女性や働き盛りの男性の患者さんが、多く来院するようになりました。なかには、うつ病を併発しているケースもあり、心療内科や精神科との連携も必要です。

「心地よい汗をかく」が改善のカギ

現代社会において、ストレスのない生活はありえません。重要なのは、ストレスをうまく発散させることです。

とはいえ、患者さんは耳鳴りで苦しんでいるので、まずは、睡眠導入剤や自律神経《じりつしんけい》（内臓や血管を調整する神経）の働きを整える薬などを処方します。もちろん、原因となる病気がある場合は、適切な治療を行います。

しかし、私の治療の根本は、「ライフスタイルの見直し」です。患者さんの生活習慣から考え方までを詳しく聞き取り、話をしながら改善していくので、非常に時間がかかります。

まず、ストレスの海でおぼれている人に「リラックスして」といっても、なかなか力を抜くことができません。また、睡眠不足の人も、「眠いのに時間がない」というより、「よく眠れない」「なかなか寝つけない」「目が覚めてしまう」という人がほとんどです。ですから、「じゅうぶん睡眠を取ってください」というのは、無理な話なのです。

睡眠時間が短いと心身が休まらず、疲労がたまって、ますますストレスに弱くなります。ストレスが強くかかると、神経が高ぶって眠れなくなります。つまり、「ストレス」「睡眠不足」「体の疲れ」は別々ではなく、つながっているのです。

こうした状態の患者さんに「ライフスタイルを見直しましょう」といっても、何から手をつけていいのか、わからないでしょう。そこで私が勧めているのが、「心地よい汗をかく程度の運動」です。

みなさんも経験があると思いますが、運動会や遠足があった日は、お風呂に入って夕飯を食べたらバタンキューだったでしょう。軽い運動をすると、ほどよく体が疲労し、ぐっすり眠れるようになるのです。質のよい睡眠を取ることで、体の疲労が回復します。体が元気になると、気持ちも軽くなり、ストレスを感じにくくなります。

つまり、耳鳴りを起こす原因となる「睡眠不足」「疲労」「ストレス」が順次改善するという好循環ができあがってくるのです。

ちなみに私は、40歳代後半に、現代医学では対処できないほどの体調不良に陥《おちい》りました。まさに、「睡眠不足」「疲労」「ストレス」に苦しみ、ありとあらゆることを試みましたが、回復しなかったのです。最後にたどりついたのが、私の場合、ヨガでした。心地よい汗をかくことができ、熟睡できるようになって、体調が回復に向かったのです。現在もヨガを続け、インストラクターにまでなっています。

運動は、何をやってもかまいません。私の場合はヨガでしたが、もちろんヨガでなくてもいいのです。

私が患者さんに勧めているのは、30～40分の散歩です。散歩なら、着替えも必要ありませんし、運動嫌いな人でもできるからです。それすら忙しくて無理という人には、通勤のときに、目的の駅の1つ前で降りて歩く「1駅前散歩」を勧めます。都心なら、駅と駅の間は徒歩15〜20分くらいでしょう。1日のトータルで、少なくとも30分歩くことが目安ですから、行きと帰りに1駅分歩けば、ほぼ達成できます。できれば徐々に距離を延ばし、1日合計1時間歩くことを目標にしましょう。

歩数計をつけて「1万歩」を目指す人もいますが、歩数ではなく、時間で計ります。時間のほうが、「これから歩くぞ」という意識づけをしやすいからです。また、楽しく安全に歩くために、靴はウオーキング用を履いてください。ハイヒールや革靴は職場に置いておき、出勤してから履き替えるといいでしょう。夏場は、朝晩の涼しい時間帯であっても、必ず水分補給をしながら歩いてください。

「心と体が喜んでいるか」が健康法選択のポイント

心の問題と体の症状を関連づけて診察する「心療内科」は、ずいぶん一般的になりましたが、他の診療科においても、「脳の疲れをいかに取り除くか」が、重要視されてきています。

最近では、「心療眼科」を標榜《ひょうぼう》する眼科もあるようです。精神的なストレスが原因で、急に視力が低下したり、視界がゆがんだりするなど、視覚に異常が起こる心因性《しんいんせい》視覚障害《しかくしょうがい》に対応するためです。

また、２０１３年、日本整形外科学会と日本腰痛学会は、「腰痛の発症や慢性化には心理的なストレスが関与しており、日常生活の改善こそが腰痛予防につながる」という診療指針をまとめました。痛みの原因が骨や軟骨、筋肉ではなく、心理的ストレスの場合があると、学会が発表したのです。

耳鼻咽喉科の分野でも、耳と鼻とのどだけではなく、心理面を含めた全身を診《み》て、症状改善につなげようという動きが出ています。志《こころざし》を共にした医師が集まり、２００９年、日本耳鼻咽喉科心身医学研究会が発足しました。今後は、心身の回復と連動した治療が、ますます増えていくでしょう。

そうしたことも踏まえて、みなさんには、「心と体が喜ぶ生活」を心がけていただきたいと思います。

さきほどの「心地よい汗をかく程度の運動」にしても、人と競争したり、記録を目指したり、ノルマを決めたりするのはお勧めできません。もちろん、それが励みになって楽しく続けられればいいのですが、人と比べて落ち込んだり、運動するのが憂うつになったりするのでは意味がありません。

運動以外の生活習慣についても同様です。いくら優れた健康法でも、完璧にやろうとするとストレスになって逆効果になります。たまに忘れてしまっても、「そういうこともあるさ」と気にせず、明日からまた始めればいいのです。

次章からは、医師や専門家による「耳鳴り・難聴の改善法」を紹介しています。さまざまな方法がありますが、もちろん、すべてを実践する必要はありません。一読してみて、ご自身の趣味や生活スタイルに合ったものを試しましょう。自分に合っているかどうかの基準は、「心と体が喜んでいるか?」です。

忙しい毎日だと思いますが、これを機に、自分の心と体の声に耳を傾けてみてください。

第2章

耳鳴り・難聴を改善する体操と生活習慣

前屈ストレッチ

耳鳴り・難聴の原因「ストレス」を消す呼吸法とストレッチ

JCHO東京新宿メディカルセンター耳鼻咽喉科診療部長　石井正則

癒しきれないストレスが発症のベースにある

耳鳴りや難聴《なんちょう》といった耳の症状は、原因不明のことが少なくありません。そういうケースでは、ストレスが関与していることがよくあります。

ストレスには、直接体に刺激を与える身体的ストレスと、心に影響を及ぼす精神的ストレスがあります。どちらも、耳の症状を引き起こしたり、悪化させたりする原因になります。ストレスによって、耳鳴りや難聴が起こるのは、自律神経《じりつしんけい》のバランスがくずれるからです。自律神経とは、内臓や血管の働きを調整する神経で、自分の意志では操作できません。

心身が緊張すると、自律神経のうちの交感神経《こうかんしんけい》と、脳の視床下部《ししょうかぶ》が過剰に興奮します。これがさらに自律神経を不安定にさせ、ホルモンの分泌異常や血流障害を引き起こして、耳鳴りや難聴につながると考えられています。ですから、ストレスを上手に発散し、自律神経を安定させれば、こうした症状を防止、または抑制できるのです。

しかし、現代人は多かれ少なかれ、癒《いや》しきれないストレスを抱えています。そこにさらなるストレスがかかったとき、自律神経がいっそう不安定になり、症状を発症させてしまうのです。

私はよく、それを「やじろべえ」にたとえます。ストレスがたまってくると、やじろべえの両手がだんだん縮んできます。すると、ちょっとしたストレスで不安定になり、激しく両手をバタつかせます。それが体に症状となって現れるのです。

しかし、ふだんからストレスが癒されていれば、やじろべえの両手は長く伸びたままです。多少のストレスがかかったとしても、ゆったりやりすごすことができます。

体を前屈させると緊張が緩む

では、「やじろべえの両手を長く伸ばしたままにする」には、どうしたらいいのでしょう。それには、日ごろからこまめに緊張を緩め、なるべくストレスをためないようにすることが大事です。

こまめに緊張を緩める方法の1つとして、私は患者さんにヨガを指導しています。ヨガで体を動かしながら、深い呼吸をすると、自然に緊張が緩んできます。深い呼吸は、自律神経を安定させる、非常によい手段なのです。

しかし、ヨガを本格的に行うには、教室に通ったり、指導者についたりする必要があります。そこで、もっと簡単にできる緊張の緩め方を教えましょう。それは、「クンバカ」というヨガの呼吸法と、前屈ストレッチです。

【呼吸法】

正しい呼吸法を体得するのは難しいものですが、このクンバカなら、楽に深い呼吸を身につけられます。

ゆっくり4つ数えながら息を吸い、息を止めて4つ数え、4つ数えながら息を吐《は》きます。つまり、12秒でひと呼吸するのです。呼吸は、鼻から吸って、鼻から吐くのが基本です。吸うときはおなかを膨らませ、吐くときはおなかをへこませると、自然に腹式呼吸ができます。緊張を感じたら、リラックスできるまで、好きな回数行いましょう。

【前屈ストレッチ】

ヨガでは、緊張を緩めるポーズは、すべて前屈をします。そこで、簡単にできる前屈ストレッチをご紹介します。

❶床に座り、両足をそろえる。軽く開いてもいいが、90度以上に足を開かない。

❷鼻から大きく息を吸い、ゆっくり鼻から息を吐き出しながら、体を少し前屈する。

❸また息を吸って、さらに少し前屈する。これをくり返す。

❹太ももの裏が「痛いけれど気持ちいい」という程度に張ってくる位置まで、前屈を深める。そのままの姿勢で、しばらく自然な呼吸をくり返す。

慣れてきたら、吸う時間より吐く時間を長くします。3吸ったら、6吐くという具合です。この前屈ストレッチは、夜寝る前か、お風呂上がりに行うといいでしょう。これも気持ちが落ち着くまで、好きな回数行ってください。

こうして緊張を緩めると同時に、日常生活ではなるべく運動をして、ストレスを解消するように心がけましょう。

◎呼吸法

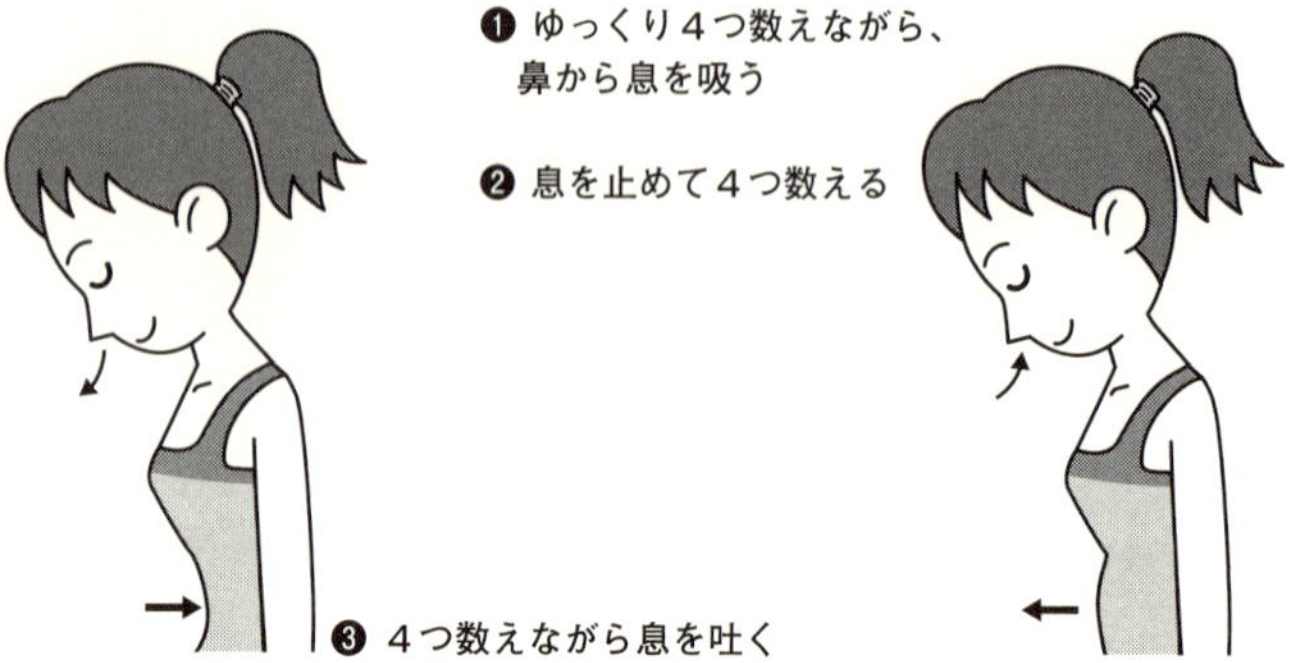
❶ ゆっくり４つ数えながら、
鼻から息を吸う
❷ 息を止めて４つ数える
❸ ４つ数えながら息を吐く

※吸うときはおなかを膨らませ、吐くときはおなかをへこませる

私はヨガを勧めていますが、ウオーキング、サイクリング、ジョギングなど、なんでもかまいません。好きな運動を、「心地よい汗をかく程度」に行ってください。時間は1回に最大1時間、週に2回以上するといいでしょう。激しい運動は逆効果です。

ひざや腰が痛くて運動ができない人は、おいしいものを食べたり、友人とおしゃべりをしたりして、気晴らしをするのもいいでしょう。大事なのは、楽しく、心地よい時間を持って、五感を刺激することです。

ふだんから自分の「やじろべえの両手」がどれくらい伸びているか意識することも大事です。手が縮まないように、なるべく緊張を緩める時間を作ってください。

◎前屈ストレッチ

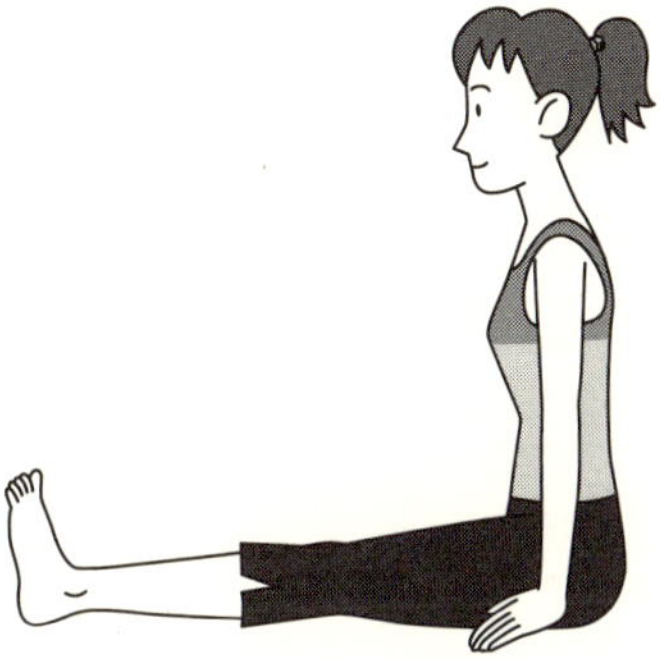

❶ 床に座り、両足をそろえる

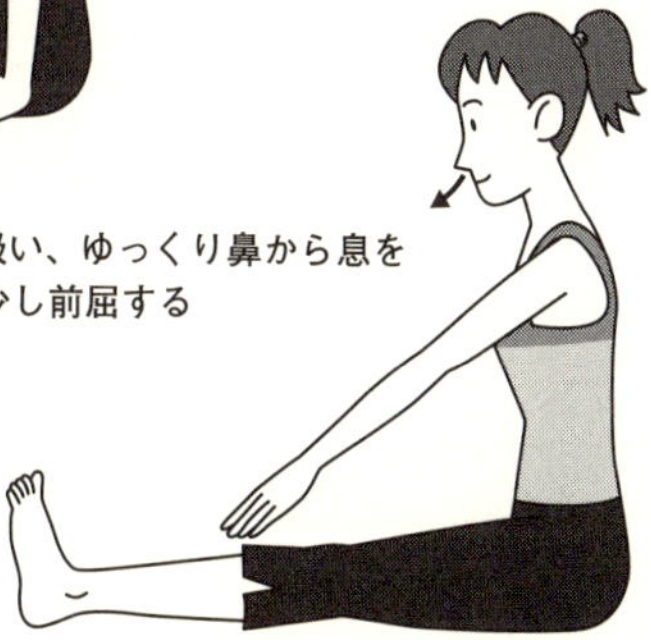

❷ 鼻から大きく息を吸い、ゆっくり鼻から息を吐き出しながら、体を少し前屈する

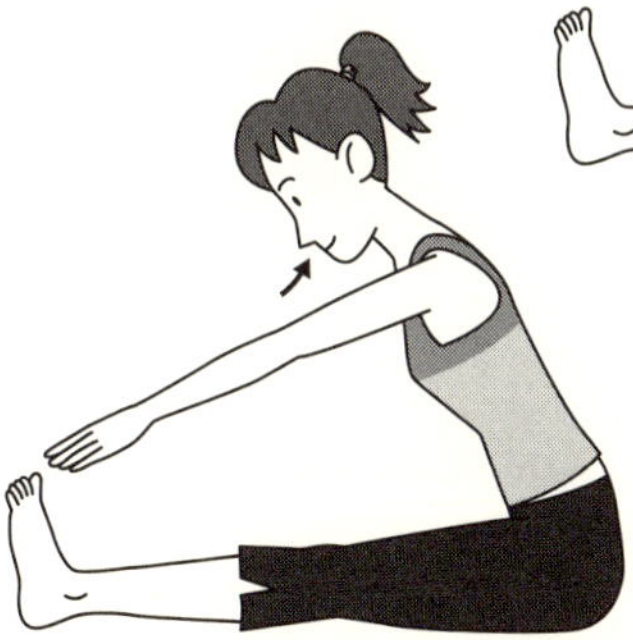

❸ また息を吸って、さらに少し前屈する。
これをくり返す

❹ 太ももの裏が「痛いけれど気持ちいい」程度に張ってくる位置まで前屈を深めたら、そのままの姿勢でしばらく自然な呼吸をくり返す

＊石井先生のプロフィールは232ページ参照

耳ひっぱり

つまんでひっぱるだけ！ やったその場でぐんと聞こえがよくなる

国際医療福祉大学病院耳鼻咽喉科教授
中川雅文

糖尿病の人は3・7倍難聴になりやすい

難聴《なんちょう》は耳だけの不調と思われがちですが、全身の病気と関係があります。たとえば、血中のコレステロールや中性脂肪が多い状態（脂質異常症《ししついじょうしょう》）の人は、そうでない人に比べて、難聴のリスクが1・9倍、糖尿病の場合は3・7倍、腎臓病《じんぞうびょう》では5・9倍になると報告されています。

脂質異常症だと血管の内壁《ないへき》に老廃物《ろうはいぶつ》がたまり、血管が硬く、もろくなる動脈硬化《どうみゃくこうか》が進みます。その結果、耳にじゅうぶんな酸素や栄養素が供給されにくくなるからです。糖尿病も、全身の血管、特に細い血管の動脈硬化を進めます。

また、私たちが飲んでいる薬の成分には、聴力の要《かなめ》となる耳の有毛細胞《ゆうもうさいぼう》（音を感じる細胞）を傷めるものが多いのですが、それらは通常、腎臓の働きで速やかに排泄《はいせつ》されています。ところが、腎臓の機能が落ちると、そのしくみが働きにくくなり、耳を傷めるリスクが増すのです。

逆に、難聴によってリスクが高まる病気もあります。その代表が、うつや認知症です。私たちの脳は、耳からの情報で常に刺激されています。難聴になるとその刺激がへるため、うつや認知症が起こりやすくなるのです。

加齢に伴う難聴は、生活習慣が大きくかかわっています。ですから、心がけしだいで予防や進行阻止ができ、軽いものなら改善も可能です。ポイントは次の4つです。

❶バランスのよい食生活を送り、特に脂肪をとりすぎない。
❷肥満を予防・解消する。
❸適度に運動する。
❹耳栓《みみせん》などを利用し、騒音対策を講じる。

ほおや口もとが下がると聴力が低下する

それとともに、ぜひお勧めしたい難聴対策があります。耳の横や上をつまんでひっぱる方法で、私は「耳リフト」と呼んでいます。やってみると、その場で聞こえがよくなるのがわかるはずです。実際に聴力（耳の感度）を測ると、通常、3〜5デシベル（dB）程度は上がります。デシベルは音の大きさの単位で、「その大きさの音が聞こえる」という聴力の単位でもあります。

また、聞こえる音の高さも変化します。左ページのグラフは、その一例です。普段の聴力（グラフ❶）に比べ、耳を後ろにひっぱると、聞こえやすい周波数が変化します。周波数はヘルツ（Hz）という単位で表し、数が多いほど高い音、少ないほど低い音です。被験者の場合、耳を後ろにひっぱることで、4000ヘルツ（4KHz）以上の高い音の聞こえがよくなりました（グラフ❷）。さらに、耳を上にひっぱると、今度は被験者の最も聞こえやすい周波数で、聴力が6デシベルほどアップしています（グラフ❸）。

6デシベルのアップは、音の大きさでは2倍です。つまり、半分の大きさの音が聞こえるようになったことを意味します。数値に個人差はあるものの、同様の現象はほとんどの人で見られます。

みなさんが耳リフトを行う際には、耳の端を手でつまみ、キュッキュッとリズミカ

◎耳ひっぱりのやり方

❷ 耳の上のほうを指でつまんで上にひっぱる

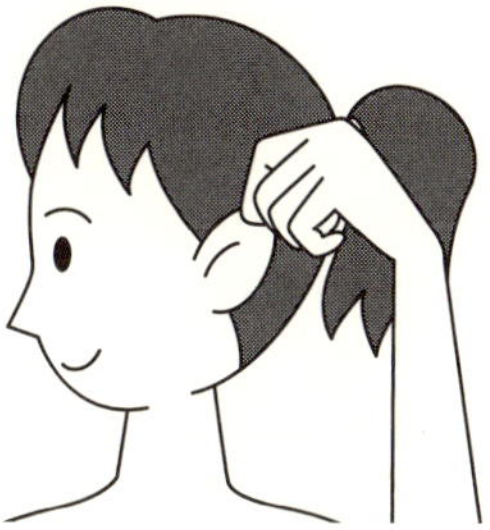

❶ 耳の横を指でつまんで後ろにひっぱる

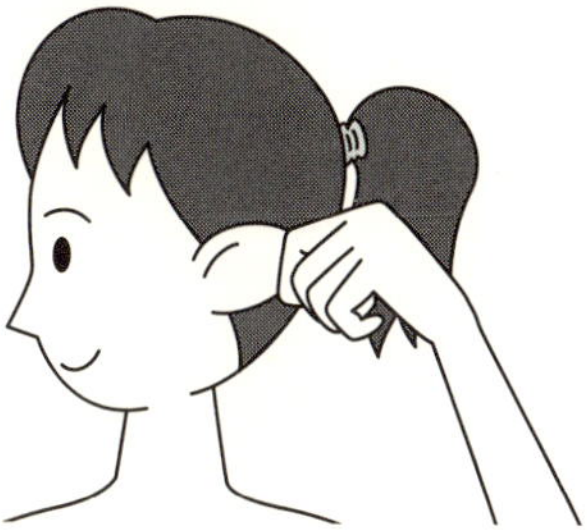

※どちらも、キュッキュッとリズミカルにくり返しひっぱる。少しずつ位置や方向を変えて、聞こえがよくなるひっぱり方をすると、より効果的。合計で 1〜2 分、1 日 1〜2 回行うのが目安

◎耳ひっぱりの効果

❸ 耳を上にひっぱったとき

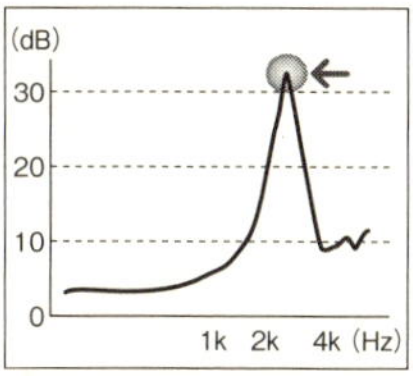

最もよく聞こえるピークの位置で 6dB 感度がアップ(半分の大きさの音が聞こえるようになった)

❷ 耳を後ろにひっぱったとき

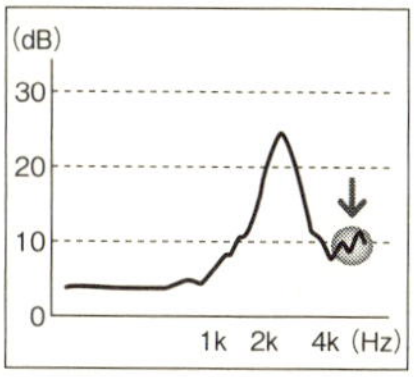

普段聞こえにくい 4kHz 以上の高い音の聞こえが改善

❶ 普段の聴力

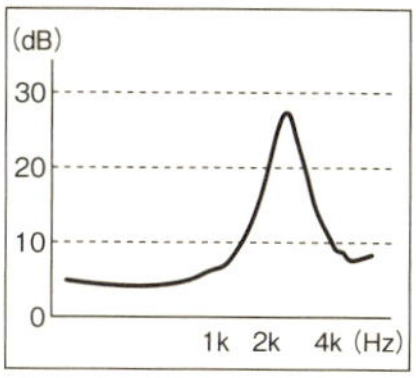

※耳ひっぱりによる聞こえの改善には、個人差があります

ルにひっぱってください。つまむ位置やひっぱる方向を、上や横、下など、少しずつ変えて、聞こえがよくなるひっぱり方をすると、より効果的です。

左右の耳を合計で1〜2分ひっぱるのを1セットとして、1日1〜2セットを目安に行いましょう。

実は、聞こえが悪くなる要因の1つに、加齢につれて耳が下がることがあります。音の聞こえの質は、耳の構造によって決まります。年とともに皮膚がたるみ、ほおや口もとが下がると、連動して耳も下がって耳の構造が変化します。そのことが、聴力の低下にも影響しているのです。耳リフトを行うと、下がった耳が一時的に引き上がって穴も広がるので、聞こえがよくなるわけです。

耳リフトによる聴力のアップは、耳をひっぱっている間の一時的なものですが、習慣づけて行うことで、長期的な効果が得られます。1日1回でも、普段聞こえない音を聞くことが、耳と脳へのよい刺激となるからです。

難聴とは、「聞くことを忘れた耳」ともいえます。さまざまな原因で聞こえが悪くなってきたとき、放置していると、その部分の聴力がどんどん悪くなります。使わない部分が衰えてしまう「廃用症候群《はいようしょうこうぐん》」は、筋力などの現象として有名ですが、聴力にも起こります。このとき、耳リフトを行って「こんな音もあるよ」「まだ聞く力があるよ」と教えると、耳と脳が刺激され、難聴の悪化防止や改善に効果を発揮するのです。

ちなみに、同じ意味で、軽度難聴の段階から補聴器を使うことが勧められます。それによって、難聴の進行阻止や、補聴器をつけていないときの聴力も上がることが期待できるからです。40デシベルの音（電子体温計の「ピピッ」という音など）が聞こえなくなったときが、補聴器の使用を始める目安です。

耳リフトは、血行がよくなったお風呂上がりなどに行うと、より効果的です。疲れたときや頭が重いとき、軽い耳鳴りがするときなどにも行うとよいでしょう。

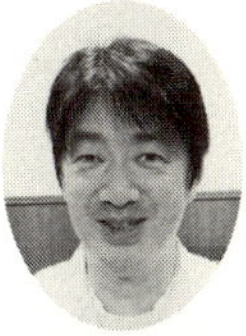

なかがわ・まさふみ　１９６０年、徳島県生まれ。86年、順天堂大学医学部卒業。聴覚神経生理学の領域で医学博士号を取得。順天堂大学耳鼻咽喉科講師・客員准教授、東京工業大学大学院非常勤講師などを経て、現職。「耳と脳とコミュニケーション研究」の第一人者。

内耳の筋肉が活性化し耳の圧迫感も耳鳴りも軽減

国際医療福祉大学病院耳鼻咽喉科教授
中川雅文

耳鳴りは「難聴が始まった」というサイン

ジージーというセミの鳴き声のような音や、キーンという金属音などが慢性的に聞こえるのが耳鳴りです。

その原因には、さまざまなものがあります。ですから、まずは耳鼻咽喉科《じびいんこうか》を受診し、循環器系や脳神経系の病気が原因でないか、確かめることが重要です。特に、めまいやしびれなどを伴う場合は要注意です。

原因となる病気がなくて起こる耳鳴りは、多くの場合、聞こえの低下が始まっているサインです。耳鳴りを訴える人を検査すると、8割以上に難聴が見られます。

ただし、そういう人の大部分は、難聴を自覚していません。軽度の難聴は、普通の会話ならほぼ不自由なくできるので、見逃されやすいのです。ですから、耳鼻咽喉科での受診は、難聴の有無を確認する意味もあります。

病気が原因ではない耳鳴りは、命にかかわるわけではありませんが、非常に気になるものです。耳鳴りが気になるあまり、体調をくずすケースも少なくありません。そこで、耳鳴りが気になるときの解消法を紹介しましょう。

綿花（コットン）の耳栓《みみせん》をして、40〜60分程度散歩するのです。

アブミ骨筋が活発に働き始める

耳栓をすると、まず、騒音を手軽に減らすことができます。

ウオーキングは全身の血行を促進するので、当然、耳の血流もよくなり、耳鳴りや難聴の対策として役立ちます。しかし、道路など、騒音のあるところを歩くと逆効果になりかねません。綿花の耳栓をすると、詰め込みかげんによりますが、聴力を3〜6デシベル程度落とせるので、騒音による耳の負担がかなり軽減できるのです。

次に、耳栓をして歩くことは、耳の中の小さな筋肉を適度に刺激し、耳の圧迫感を軽減してくれるという効果も期待できます。

耳の中の鼓膜《こまく》から奥へ音を伝える役目は、3つの小さな骨からなる耳小骨《じしょうこつ》が受け持っています。その骨から骨に音の振動が伝わり、最後に内耳《ないじ》に音を伝えるのが、アブミ骨です。アブミ骨と内耳をつなぐ長さ3ミリ、太さ直径1ミリほどの筋肉を、アブミ骨筋《こつきん》といいます。アブミ骨筋は、鼓膜についている鼓膜張筋《こまくちょうきん》とペアで、綱引きのような動きをして、音の聞こえ方を調節しています。

本来、自分の鼓動の音や歯がぶつかる音、つばを飲み込む音、歩く振動音などは、もっと大きく聞こえるはずですが、アブミ骨筋の働きで、抑えられています。

ところが、耳鳴りがある人は、このアブミ骨筋の働きが鈍っていることが多いようです。耳栓をすると、普段よりも体内の音や歩く振動音が大きく響いて聞こえます。すると、働きが鈍っていたアブミ骨筋が刺激されて目覚めた状態になり、活発に働き始めます。

歩くのを終えて耳栓を外すと、耳の圧迫感が取れたり、場合によっては耳鳴りが軽減したり、聞こえがよくなったと感じたりするでしょう。これは、1つにはアブミ骨筋が刺激されたことによる効果です。

アブミ骨筋は、ストレスや緊張、運動不足などによって、こわばって動きにくくな

◎アブミ骨筋と鼓膜張筋

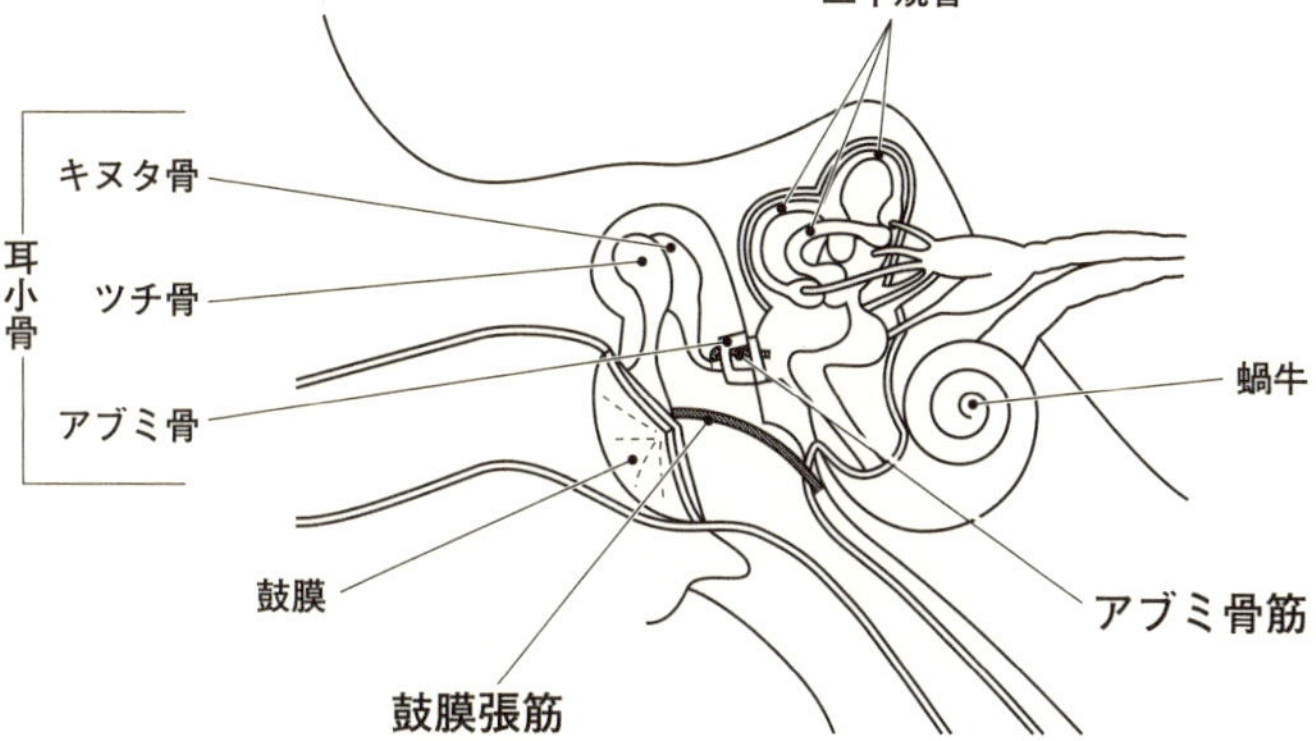

ります。耳栓散歩は、その予防・改善策としてもお勧めです。

使用する耳栓は、「綿花を適度な大きさに丸めたもの」とします。自分で丸めてもいいのですが、薬局に行くと、多くの綿球をパックした商品が、手ごろな値段で売られています。それを利用すると簡単です。

綿花なら、耳に詰めて道を歩いても、安全が確保できる程度には音が聞こえます。会話も普通にできるので、安心です。

耳栓散歩は、40～60分の範囲で、都合のいい時間帯に、自分のペースで行ってください。足腰や内臓の病気がある人は、医師に相談のうえで行いましょう。車の通らない安全な公園などを利用し、マーチ（行進曲）のリズムで楽しく歩きましょう。毎日行うのが理想ですが、1〜2日おきでもけっこうです。普段、杖をついて歩いている人は、ノルディックウオーキング用のストックを使って姿勢を整え、楽しく歩くことがお勧めです。ノルディックウオーキングとは、2本のストックを使って歩行を補助し、運動効果を上げるエクササイズです。ストックは、スポーツ用品店などで購入できます。

•

ところで、難聴による耳鳴りは、ラジオのアンテナが不調で、ジージーとノイズを発生しているような状態です。その「アンテナ」の修理に当たるのが、補聴器の使用です。補聴器を使うことで、軽度難聴によるほとんどの耳鳴りは解消できます。

補聴器は、「補聴器相談医」の資格を持つ耳鼻咽喉科医がいる医療機関で相談すると安心です。言語聴覚士とも連係していれば理想的です。言語聴覚士とは、言葉によるコミュニケーションや食べる機能に問題がある人の訓練、指導、支援をする専門職です。

補聴器は一方の耳だけでなく、必ず両耳につけてください。補聴器の金額には、一般に調整料も含まれますので、不調を感じたときは遠慮なく相談して調整してもらいましょう。もし、希望しない品を購入してしまったときは、クーリングオフの期間内（条件により8〜20日間）なら契約を解除できます。

◎耳栓散歩のやり方

❶ 綿花（コットン）を適度な大きさに丸めて、両耳に詰める

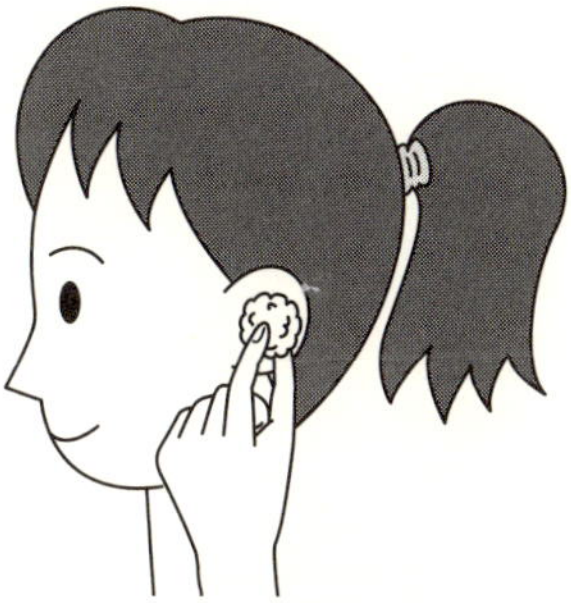

❷ 40～60 分の範囲で、自分のペースで歩く。車が通らない安全な公園などを利用し、マーチ（行進曲）のリズムで楽しく歩くように心がける

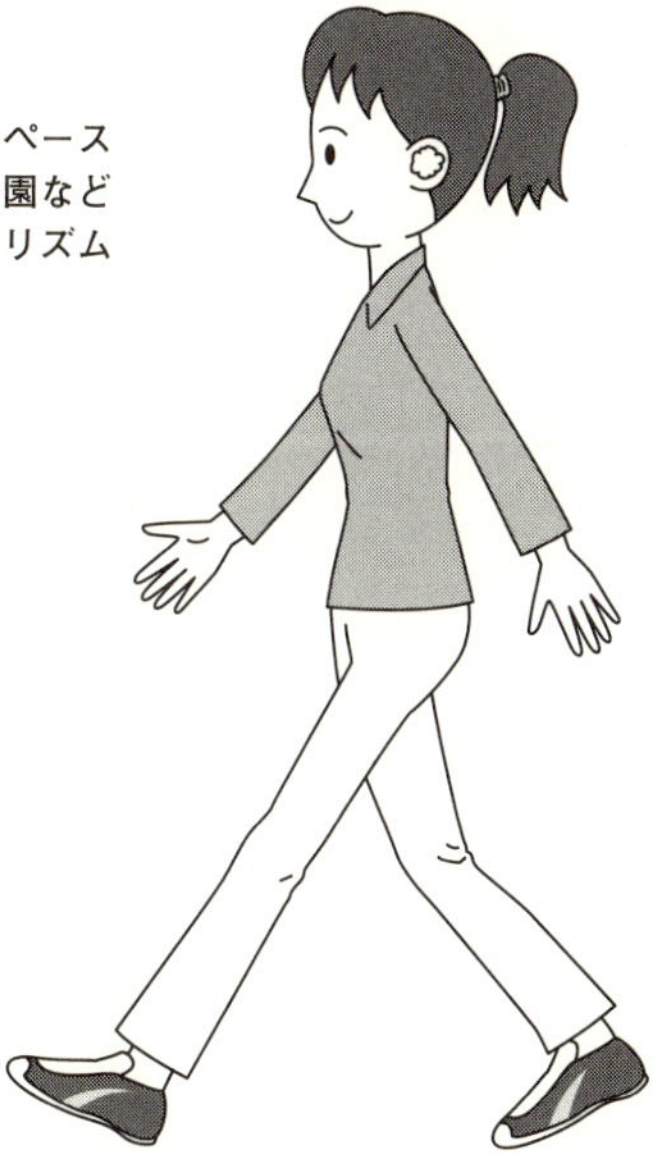

※普段、杖をついて歩いている人は、ノルディックウオーキング用の２本のストックを使い、姿勢を整えて歩くことがお勧め。ストックは、スポーツ店などで購入できる

※綿花を丸めた商品が薬局で売られている

＊中川先生のプロフィールは47ページ参照

口を開ける

耳鳴りは歯のかみ癖が一因！上下の歯を離すだけで軽減

東京医科歯科大学准教授　木野孔司

口周りの筋肉の緊張が不調を招く

まず最初に、1つテストをやってみましょう。

口を閉じ、そのまま口の中で上下の歯を軽くかみ合わせます。次に、同じく口を閉じたまま、上下の歯を離した状態にしてください。

さて、歯をかみ合わせたときと、歯を離したときで、どちらが楽に感じられるでしょうか。

歯を離しているほうが楽なかたは、特に問題ありません。一方、口を閉じたときに歯をかみ合わせているほうが楽だと感じたかたは、要注意です。

これは、あなたに歯をかみしめる癖があることを示しているからです。また、かみ癖のあるかたは、舌に歯型がついていることがあります。

かむことにより顔に緊張状態が生じ、硬くなったほおの筋肉が、歯に強く押し当てられます。それで、ほおの内側に白い線のような盛り上がりができていることもあります。

ここでいう「かみ癖」とは、ギュッと強くかみ合わせるというより、軽く歯を合わせている状態が頻繁にある、と考えてください。かみ癖のない人が上下の歯をかみ合わせる時間は、1日の総計でも20分間程度です。ところが、歯をかみ合わせる癖のある人は、かなりの長い時間、歯をかみ合わせていることになります。

歯のかみ癖は、あごの関節が痛んだり動かなくなったりする顎関節症《がくかんせつしょう》の患者さんの7割に見られ、その要因と考えられます。しかも、このかみ癖がもたらすのは、顎関節症だけではないのです。

軽く歯をかみ合わせたとき、口の周囲の筋肉が強く緊張しているでしょう。この筋肉の過緊張状態が続けば、それが、頭痛や、首や肩のこりをもたらします。

また、筋肉の緊張によって、交感神経《こうかんしんけい》の緊張も続き、血流が悪くなります。交感神経とは、内臓や血管を調整する自律神経《じりつしんけい》のうち、体を活動的にする際に働く神経です。筋肉の緊張と血流の悪化が、さまざまな不快症状をもたらします。その1つとして、耳鳴りや耳の痛みが生じるのです。

実際、私たちの病院を受診する患者さんのうち、顎関節症があって、同時に耳鳴りにも悩んでいる人がいらっしゃいます。耳鳴りというのは、耳鼻咽喉科でいくら調べても、「原因がわからない」「異常がない」というケースが多いものです。そのうちの一部には、こうしたかみ癖が原因のケースがあると予想されます。

部屋のあちこちに貼り紙をする

もし、冒頭のテストでかみ癖があることがわかり、しかも耳鳴りもある場合、まず、かみ癖を直しましょう。それによって、耳鳴りもよくなる可能性があります。

かみ癖を治す方法は簡単です。

部屋の目立つところに、「歯を離す」と書いた紙を貼《は》っておきます。1カ所だけでなく、あちこちに貼ってけっこうです。そして、その紙が目に入ったら、口を一瞬ぽかんと大きく開け、歯を離します。「歯を離す」の紙を見たら、必ず実行するのです。こうして毎日何度も同じことをくり返していくうちに、「歯がついた」と感じた瞬間に、パッと歯を離す反応が起こるようになります。このトレーニングによって、かみ癖が修正されてくるのです。

こうしたトレーニングは現在、顎関節症の治療に取り入れられています。癖を直したうえでリハビリテーション（機能回復訓練）を行うと、顎関節症の再発率がゼロにおさえられるという報告もあるほどです。

今回紹介したトレーニングは、顎関節症ばかりではなく、耳鳴りをはじめとした、かみ癖によるさまざまな不定愁訴に、好影響を及ぼすでしょう。

パソコンに向かっているときなど、知らず知らずのうちに歯をかみしめていませんか。その癖が、耳鳴りや肩こり、首こり、顎関節症といった症状につながっている可能性があるのです。

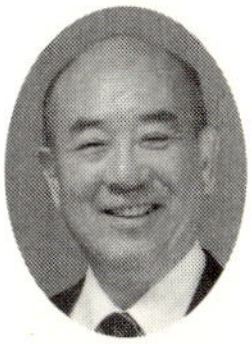

きの・こうじ　１９８０年、東京医科歯科大学歯学部大学院歯学研究科（口腔外科学専攻）修了。２０００年より現職。日本顎関節学会評議員、日本顎関節学会認定医、日本顎関節学会指導医、日本顎関節学会理事。著書に『顎関節症とかみ合わせの悩みが解決する本』（講談社）など。

聴覚トレーニング

ゲーム感覚で脳を鍛え聞こえの明瞭度を上げる

目白大学言語聴覚学科教授
坂田英明

聴覚の潜在能力を引き出すトレーニング

人間の聴覚にかかわる神経線維《しんけいせんい》は約3万本あるといわれていますが、そのうち、生まれてから死ぬまでに使われるのは、ほんの一部です。また、私たちは耳だけで音を聞いているわけではありません。音声情報を脳が判別し、理解して、初めて音声の意味がわかるのです。

私たちは、脳と心にもアプローチして、3つの方向から聴覚の潜在能力を引き出して、聞こえの明瞭度《めいりょうど》を上げる「聴覚トレーニング」を開発しました。通常は、特殊な音源を収録したCDを用いますが、日常生活の中で同様のトレーニングを行うこともできます。今回は、その方法をご紹介しましょう。

❶携帯電話探しゲーム

家族や仲間と一緒に居間などで行います。対象者は、最初に部屋から出てもらいます。その間に携帯電話を部屋のどこかに隠し、対象者に部屋に戻ってもらい、携帯電話の着信音を鳴らします。そして、どこで音が鳴っているか当てるのです。

これは、「音の方向感」のトレーニングです。音の情報から音源の方向を判断するのは、左右の耳から出ている聴神経が交差する、脳の脳幹《のうかん》という部分です。音の方向に集中し感じ取る訓練を行うことで、脳幹の働きをよくすることができます。

❷井戸端会議に参加する

人の声やさまざまな音を聞き分ける練習をするつもりで、井戸端会議に積極的に参加しましょう。また、街などを歩くとき、雑踏の中にあふれる音や声を聞き分けてみましょう。聴覚を活性化し、音の認知能力（カクテルパーティー効果＝パーティーのような雑音の中から聴きたいものを選んで聴く力）を高める訓練です。音声を分析・理解する役目を果たす、大脳の聴《ちょう》皮質《ひしつ》という部位を鍛える訓練ができます。

❸速聴トレーニング

録画した動画などを早送りで聞いてみましょう。高速で流される言葉に意識を集中して聞き取ります。ただし、映像も早く動くので、目がチカチカしてくるかもしれません。目を閉じてのトレーニングをお勧めします。機種によっては、速聴のできないものもありますので、確認のうえ行ってください。

速聴は脳をフル稼働させ、聴覚器を研ぎ澄ませて聞くので、脳の可能性を引き出すことにつながります。会話の聞き取りが、以前よりも楽に感じられるようになるでしょう。これをインターチェンジ効果といいます。

❹自然の音を聞く

鳥のさえずり、虫の鳴き声、川のせせらぎ、風が木の葉を揺らす音など、自然の音は、懐かしい記憶を呼び起こす音の宝庫です。これら自然の音には、脳を活性化させるとともに、心身を元気にする作用のある、高周波の音が多いことも特徴です。

記憶は、大脳にある海馬《かいば》という部分と聴皮質《ちょうひしつ》という部分がつかさどっています。脳に記憶されている懐かしい音は、脳を刺激して活性化すると同時に、聴覚器をリラックスさせ、癒《いや》す効果も期待できます。

聴覚トレーニングは、結果の糸口をつかむまで、少なくとも2週間はかかります。毎日できる範囲でかまわないので、継続することが大切です。

◎聴覚トレーニングのやり方

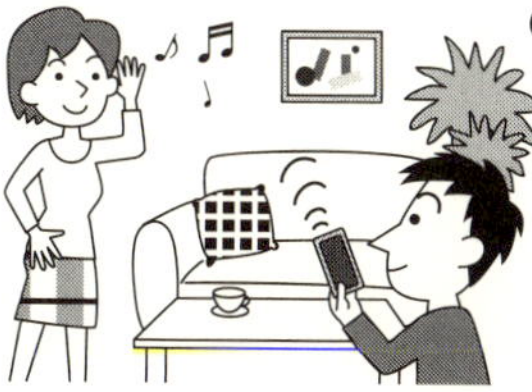

❶ 携帯電話探しゲーム

携帯電話の着信音を鳴らしてもらい、部屋のどこで鳴っているかを当てる

❷ 井戸端会議に参加する

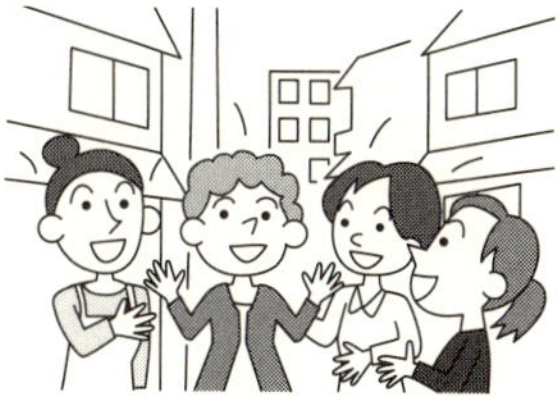

井戸端会議に積極的に参加し、人の声やさまざまな音を聞き分ける

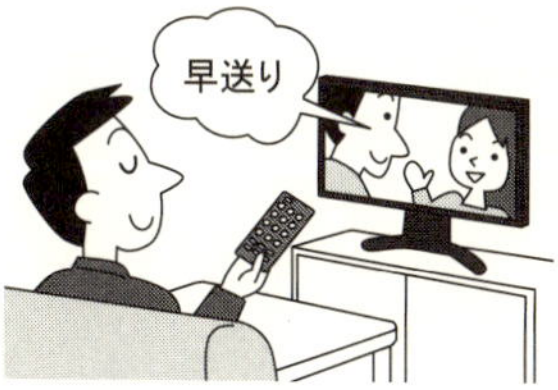

❸ 速聴トレーニング

録画した動画などを早送りで聞く（機種によっては速聴のできないものもある）

❹ 自然の音を聞く

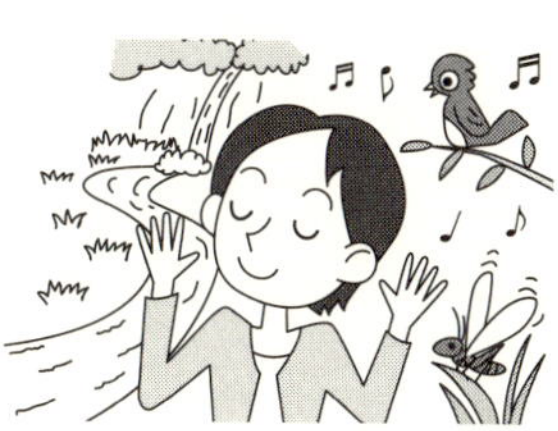

鳥のさえずり、虫の鳴き声、川のせせらぎ、風が木の葉を揺らす音などを聞く

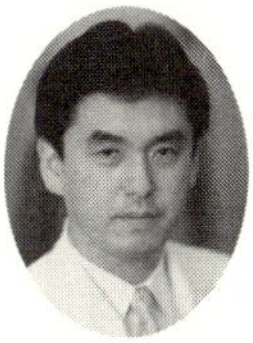

さかた・ひであき　帝京大学医学部附属病院耳鼻咽喉科助手、ドイツ・マグデブルグ大学耳鼻咽喉科研究員、埼玉県立小児医療センター耳鼻咽喉科副部長を経て、２００８年より現職。目白大学耳科学研究所クリニック院長。著書に『難聴　聞こえがクリアになるＣＤブック』（マキノ出版）などがある。

耳を温める

脳の血流が改善し耳鳴り・難聴に効果的

青山・まだらめクリニック自律神経免疫治療研究所院長
班目健夫

迷走神経を介して内臓機能が活性化

私のクリニックでは、生活習慣病、精神疾患《しっかん》など、さまざまな病気の治療に温熱療法を取り入れています。強度の疲労が長期間続く慢性疲労症候群《まんせいひろうしょうこうぐん》や、全身に激痛が生じる線維筋痛症《せんいきんつうしょう》などの原因不明の難病にも、温熱療法を勧め、効果を上げているのです。

体を健康に保つには、日常的に体を温めて冷えを解消し、全身の血流をよくすることが大切です。体が温かくなると、内臓の働きがよくなります。また、内臓や血管などを調整する自律神経《じりつしんけい》のバランスが整い、細菌や異物などから自分自身の体を守る「免疫力《めんえきりょく》」が高まります。その結果、先に挙げたような病気に対し、治療効果を発揮するのです。

また、体を温める際には、その人の症状によって、体のどの部位を集中的に温めるかを考えなくてはいけません。温める場所によって、効果の現れ方が異なってくるからです。

脳の神経や血流の改善には、「耳を温める」ことが効果的です。

耳には、脳神経である迷走神経《めいそうしんけい》が走っています。迷走神経とは、運動神経や知覚神経、および自律神経のうちの副交感神経《ふくこうかんしんけい》を含む混合神経を指します。そのため、耳を温めると迷走神経を介して、気管支や食道、心臓、胃、腸などの内臓機能の働きが活性化するのです。

これによって、便秘や下痢が改善し、腹痛や胃痛、心臓疾患や呼吸器疾患の予防にもなります。

さらに、内臓の働きがよくなることによって、全身の血行も改善されます。それにより、全身に活力がみなぎり、疲れにくい体になります。

特に、体が冷えきって衰弱した状態の人が耳を温めると、その場で全身が温まり、すぐに元気になります。

うつ病や不眠症などの精神疾患にも、大変有効です。これらの疾患は、脳の血流障害が大きな原因の1つです。耳を温めることで、大脳の一部である側頭葉《そくとうよう》の血流が改善します。

側頭葉は、文字どおり脳の側面に位置していて、言語、記憶、聴覚などにかかわっている部位です。側頭葉は、脳の中でも血流の低下が起こりやすい部分です。耳を温めれば、この側頭葉の血流の低下を防ぐことができ、脳全体の血液循環もよくなるのです。

実際に、うつ病や不眠症の患者さんの耳を温めると、すぐに効果が現れるようです。患者さんからは、「気分が落ち着く」「不安感が軽減する」「眠りやすくなる」といった声を多く聞きます。

また、耳鳴りや難聴、めまいの解消にも、効果が期待できます。これらも脳の血液循環の不調が招く疾患なので、脳の血流がよくなることによって改善するのです。

また、耳を温めて脳の血流をよくしておくことは、脳の血管が詰まる脳血栓《のうけっせん》や高血圧の予防にもつながります。

副交感神経が優位になり免疫力が高まる

私のクリニックでは、お灸《きゅう》で耳を温めますが、これを家庭で行うのは難しいでしょう。ここでは、家庭で簡単にできる耳を温める方法を、4つご紹介します。

どの方法も、片方の耳だけでなく両耳を温めること。そして、熱いのを我慢するほど耳を温めすぎないことに注意してください。ヤケドの危険性があります。

まず1つめは、湯たんぽか温熱パッド（電子レンジで温める温熱器具）で温める方法です。

耳を中心にして顔の側面に、湯たんぽか温熱パッドを当てます、両耳合わせて5〜10分、全身が温まってきて快適になるまでが目安です。

湯たんぽは、一般的な大きさのアルミやポリエステル素材のものではなく、小型でやわらかい素材のものを使用しましょう。就寝前に耳を温めると、全身の冷えが取れて眠りやすくなります。翌朝には、顔の血流もよくなって美肌効果も期待できます。ただし、低温ヤケド防止のために、当てたまま眠らないようにしてください。

2つめは、使い捨てカイロで温める方法です。手にカイロを持ち、耳の表側と裏側の両方を温めます。これを両耳に行ってください。時間は、片方の耳で2〜3分くらいを目安にするといいでしょう。

3つめは、ドライヤーで温める方法です。ドライヤーの温度を弱から中に設定し、耳から10センチ程度離して温風を当てます。耳が「アチチッ」と感じたら終了です。時間にすると10秒程度だと思います。同様に、もう一方の耳も温めてください。くれぐれもヤケドに注意しましょう。

4つめは、マッサージで温かくする方法です。両手で両耳のあちこちを、ぐにゃぐにゃに折りたたむようにして刺激します。

耳が温かくなって、気持ちよく感じるまで続けてください。首の血流がよくなって、首のこりや頭痛なども楽になるでしょう。

以上の4つの温め方の中から、皆さんが実際にやってみて、いちばん気持ちがいいと思われるものを習慣にするのがいいでしょう。

私たちの体は、「気持ちいい」と感じると、自律神経のうち、体を休めるときに働く副交感神経が優位になります。副交感神経が優位になると免疫力が高まり、病気予防にもつながります。その点からも、自分に合った温め方を続けることをお勧めします。

◎耳の温め方

❶ 湯たんぽか温熱パッドを使う

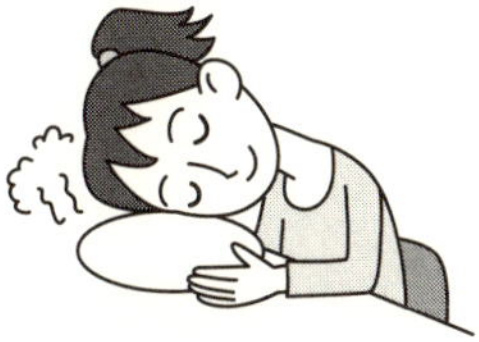

耳を中心に顔の側面を、左右合わせて 5～10 分温める

❷ 使い捨てカイロを使う

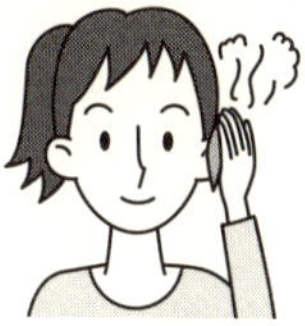

耳の表と裏にカイロを当てる。片方 2～3 分。両耳に行う

❸ ドライヤーを使う

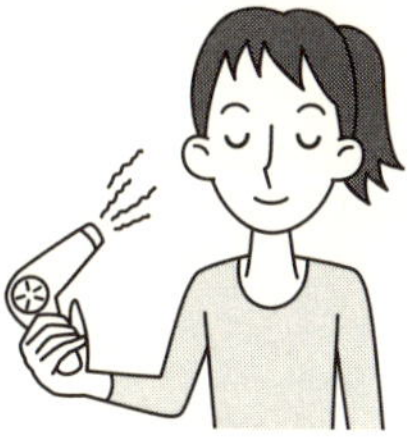

ドライヤーの温度を弱から中に設定し、耳から 10 センチほど離して温風を「アチチッ」と感じるまで当てる。10 秒が目安。ヤケドに注意する

❹ マッサージする

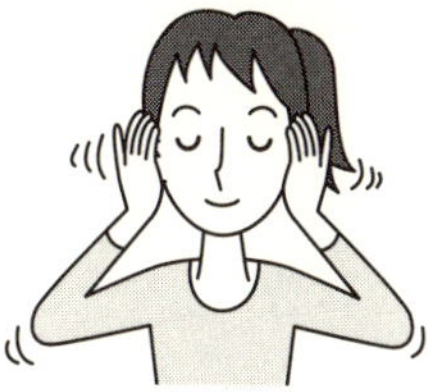

両手で両耳のあちこちを刺激する。耳が温かくなって、気持ちよく感じるまで続ける

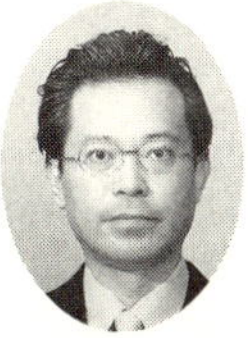

まだらめ・たけお　1954年、山形県生まれ。岩手医科大学大学院にて、医学博士号取得。東京女子医科大学附属東洋医学研究所、東京女子医科大学附属青山自然医療研究所クリニックなどを経て、現職。著書に『「湯たんぽを使う」と美人になる』（マキノ出版）などがある。

首腰枕

耳鳴りや難聴、高血圧まで招く首のゆがみを1日5分で取り去る

心神診療室院長
髙木智司

首のゆがみが全身の病気を招く

背骨は、私たちの体を支えるだけでなく、全身の機能をつかさどる働きも担っています。背骨の中には脊髄神経《せきずいしんけい》という重要な神経の束が通っているからです。そのため、背骨がゆがむと神経が圧迫され、耳鳴りや難聴など、さまざまな症状が起こります。

背骨は、椎骨《ついこつ》という短い骨が連なっており、基本的にゆがみやすい構造を持っています。しかし、背骨のすべての部分がゆがみやすいわけではありません。たとえば、家電製品でいちばん傷《いた》みやすいのは、細くてよく動かすコードのつけ根です。同様に、背骨の中でも細くてよく動かす部分、つまり「首」が最もゆがみやすいのです。

脊髄神経には、運動をつかさどる運動神経、感覚をつかさどる感覚神経、内臓など

の働きをつかさどる自律神経《じりつしんけい》が含まれます。なかでも自律神経は、圧迫に弱いという特徴があります。

ですから、首がゆがむと主に自律神経が障害され、さまざまな症状が現れます。便秘や下痢などの胃腸症状、心肺機能の不調による動悸《どうき》・息切れ、不眠、うつや不安状態など、多くの病気や症状が起こるのです。体内での物質の合成や分解をつかさどる肝臓《かんぞう》の機能が低下するため、太りやすい、疲れやすいという症状も見られます。

また、首は、細い部分に血管やリンパ管（体内の余分な水分や老廃物《ろうはいぶつ》を運び出す体液の通る管）が通る部分でもあります。圧迫が加わることで、片頭痛、むくみ、老眼、難聴《なんちょう》や耳鳴りといった目や耳の不調、冷え、血圧の異常なども起こってきます。

さらに、首の骨格自体のゆがみから、首・肩のこり、ねこ背、背骨が曲がる側弯《そくわん》症《しょう》、足腰の不調にまで波及します。首のゆがみの影響は、これほど幅広く、恐ろしいものなのです。

首腰枕をすると身長も伸びる

こうした首のゆがみを矯正し、耳鳴りや難聴を改善するために、手軽にできて効果的なのが、私の考案した「首腰枕」です。これは、文字どおり首と腰の下に円筒状の枕を当てる方法です。首は腰と連動しているので、首と腰の両方に同時に枕をすることで、最も高く確実な効果が得られるのです。

首や腰がゆがんでいるときは、骨格のゆがみと筋肉の緊張が相互に悪化をもたらし、悪循環に陥《おちい》っています。首腰枕の目的は、この悪循環を断ち切ることです。1日のうち短時間でも、首や腰を普段の緊張状態から解放してリラックスさせることで、筋肉や骨格がリセットされ、体に備わっている自然の矯正《きょうせい》機能が働き始めるのです。

首腰枕は、専用のものがありますが、タオルを巻いて作ることもできます。

通常サイズのバスタオルの長い辺を4つ折りにします。短い辺をつかみ、端からきつく巻いていきましょう。直径8～10センチほどの棒状に整え、輪ゴムで2～3ヵ所留めたら完成です。これを2本作ります。

使い方を説明しましょう。まず、あおむけになります。バスタオルで作った枕を、1つは首枕として首の下に、もう1つを腰枕としてウエストの下にはめ込むように当てます。腕の力を抜いて、体のわきに伸ばしましょう。手のひらを上に向けてください。枕が体に最もフィットする部分に当たるように、体を揺すって調整します。この

◎首腰枕の作り方

用意するもの
●バスタオル 2 枚
●輪ゴム 4〜6 本

❶ バスタオルの長い辺を4つ折りにする

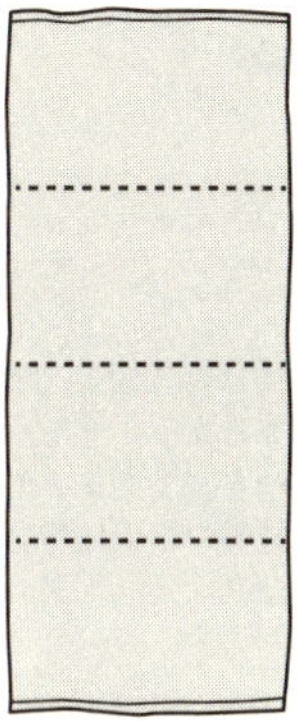

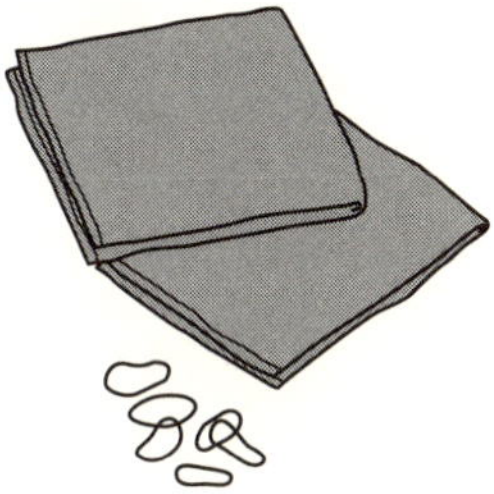

❷ 短い辺をつかみ、
端からきつく巻いていく

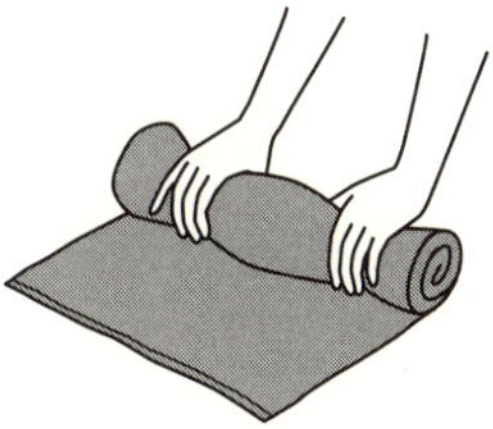

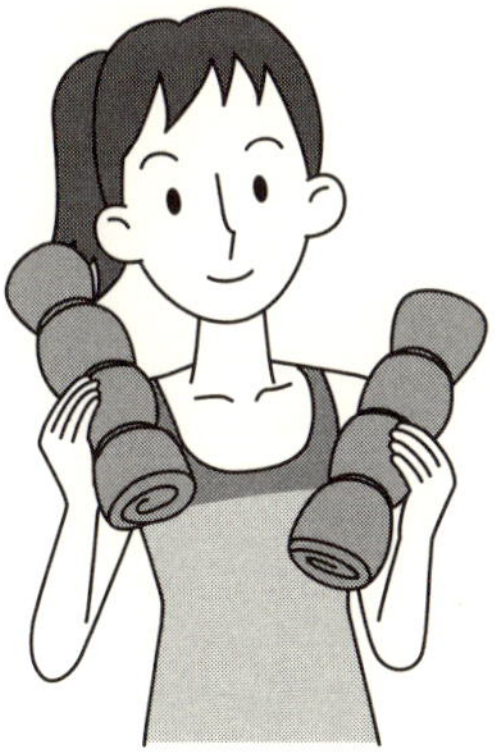

❸ 輪ゴムで 2〜3 ヵ所留める。
これを 2 本作る

◎首腰枕のやり方

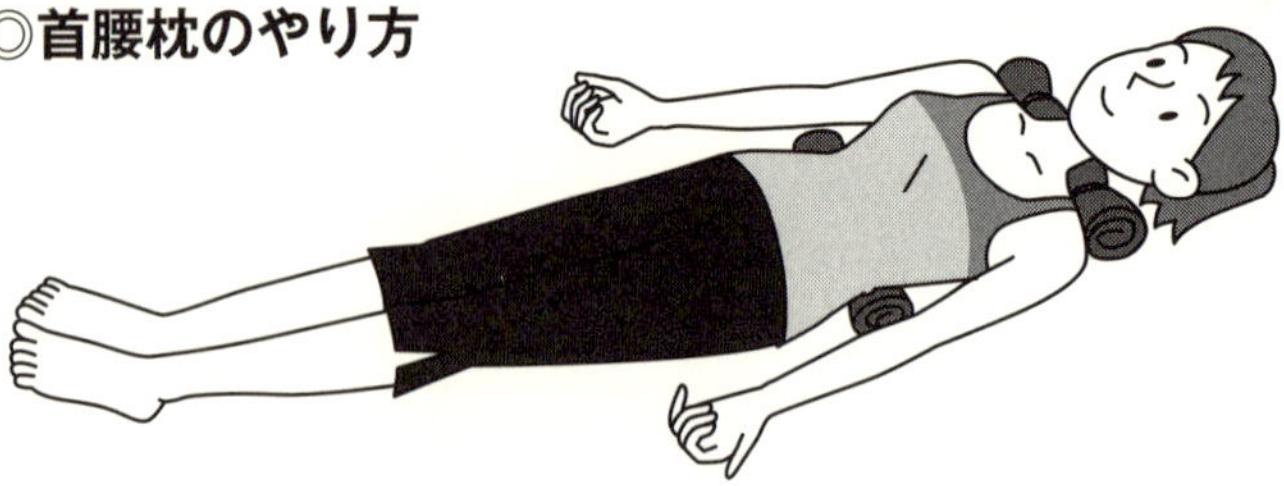

❶ あおむけになり、首腰枕の１つを首の下に、もう１つをウエストの下に当てる。腕を体のわきに伸ばし、手のひらを上にする。体を揺すって、首腰枕を体にフィットさせる
❷ リラックスして５分間過ごす
❸ ５分たったら枕を外して起き上がる

※枕は体に対して真横方向に当てるようにする
※枕を当てたまま就寝しない
※妊娠中の人は行わない

とき、枕は体に対して真横に当たるようにしましょう。

そのまま5分間、リラックスしてくださ い。5分たったら枕を外し、ひざを抱えて左右に数回振って腰をほぐしてから起き上がりましょう。

枕を当てるのは5分間です。それ以上行ったり、そのまま就寝したりしないでください。また。妊娠中のかたは行わないでください。

首腰枕の愛用者からは、「とにかく気持ちがいい」「体が楽」「疲れが取れる」という声が聞かれます。こうした感想こそ、首や腰の緊張がほぐれてリセットされることの、何よりの証拠です。そうした心地よさ

を感じながら首腰枕を使っているうちに、首のゆがみが取れ、耳鳴りや難聴などの症状がどんどん取れていきます。耳鳴りや難聴は、ストレスが原因となっていることも少なくありません。首腰枕で心身がリラックスすることも、耳鳴りや難聴の改善につながります。

ただし、ゆがみがひどい人は、最初のうち、痛みやつらさを感じる場合もあります。そのときは、枕の高さを低くして、短い時間から始めてください。

首腰枕で、身長が伸びるケースも少なくありません。多くは1～2センチ、人によっては3センチ伸びる場合もあります。ゆがみが取れて姿勢がよくなる結果、本来の身長になるからです。

手軽にできる首腰枕を、首のゆがみ取りにぜひお役立てください。

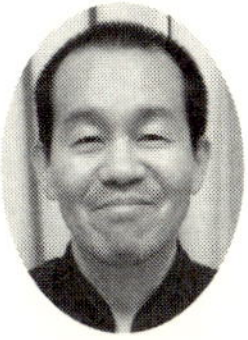

たかぎ・さとし 1984年、名古屋大学医学部卒業。神経内科と心療内科を専攻。万病の元である「背骨のゆがみ」に着目し、免疫治療や、枕を使用した治療などを中心に行う。主な著書に『「首に枕をする」と腰痛が治る』（マキノ出版）などがある。

片鼻呼吸

耳鼻咽喉科医のキーンという耳鳴りが消えた！患者にも即効

陣内耳鼻咽喉科クリニック院長 陣内 賢

ヨガの呼吸法をもとに考案

私は西洋医学の診療を行ういっぽうで、東洋医学にも関心を持っています。耳鳴りの治療に関しても、西洋医学以外のアプローチを常々考えてきました。

そうした中で、意外な効果が得られたのが、「片鼻《かたはな》ブレス（ブレス＝呼吸）」です。

これは、ヨガの呼吸法である「イダーピンガラ呼吸」がもとになっています。

やり方を説明しましょう。イラスト図解が76ページにあります。

❶左手の親指を鼻に押し当てて左の鼻の穴をふさぎ、右の鼻から息を吸います。吸った息とともに、「気《き》が体内を巡っていく」とイメージすることがポイントです。「気」とは、一種の生命エネルギーです。息がおなかにたまっていくとともに、気が丹田《たんでん》

（へそから五センチほど下）の右側にたまるとイメージしましょう。
❷息を止め、丹田の右側にためた気が、丹田の左側に移動するとイメージします。
❸右手の親指で右の鼻の穴を押さえ、左手の親指を外して、左の鼻から息を吐《は》きます。このとき、丹田の左側に移動した気が、左の鼻から出ていくイメージを持ちます。
❹そのまま、左の鼻から息を吸います。息を吸いながら、気が丹田の左側にたまっていくとイメージします。
❺息を止め、丹田の左側の気が、右側に移動するところをイメージします。
❻左手の親指で左の鼻の穴を押さえ、右手の親指を外して、右の鼻から息を吐きます。丹田の右側にたまった気が、右の鼻から出ていくところをイメージしてください。

ここまでを1往復として、5往復くらいくり返すといいでしょう。また、呼吸の割合は、吐く息を長めにすることが大切です。吸う時間の2倍ほどかけて、息を吐くつもりでやってみてください。

片鼻ブレスは、できれば朝晩行うのがお勧めです。実際に耳鳴りがしているときに

◎片鼻呼吸のやり方

❶ 左手の親指で左の鼻の穴を押さえ、右の鼻から息を吸う

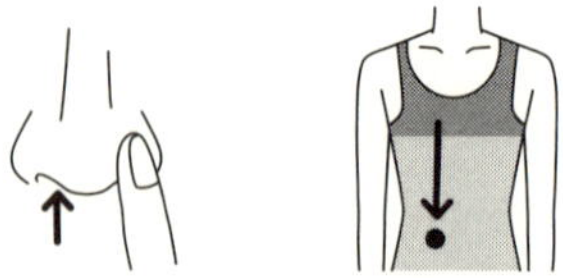

気が丹田の右側にたまるのをイメージする

❷ 息を少し止める

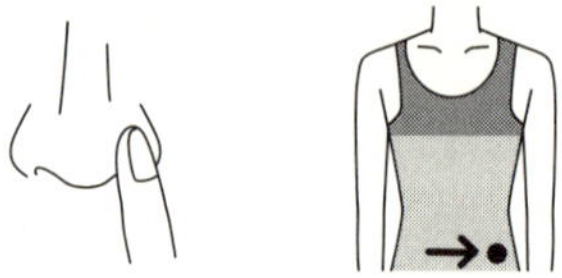

気は丹田の左側に移動

❸ 右の親指で右の鼻の穴を押さえ、左の鼻から息を吐く

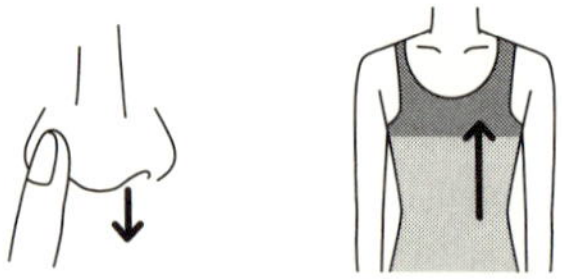

気も鼻の穴から出ていく

❹ そのまま左の鼻から息を吸う

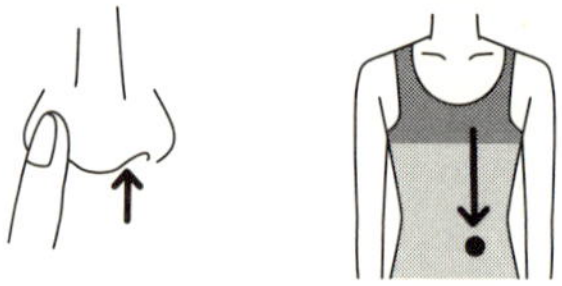

気は丹田の左側にたまる

❺ 息を少し止める

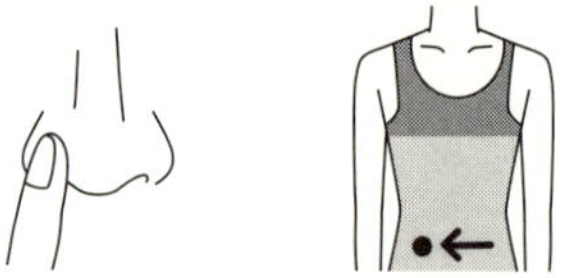

気は丹田の右側に移動

❻ 左手の親指で左の鼻の穴を押さえ、右の鼻から息を吐く

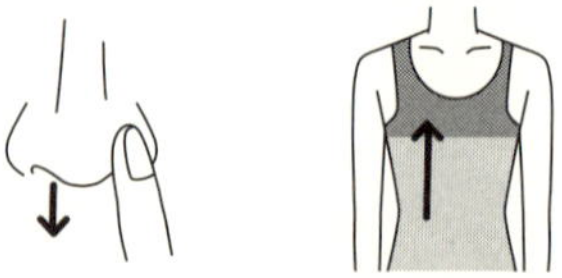

気は鼻の穴から出ていく

※①～⑥を５回くり返す　※吐くときは、吸うときの２倍の時間をかける

やってもいいでしょう。そして、少なくとも1週間程度は続けてください。

不快な耳鳴りがスーッと解消した

前述したように、気は生命エネルギーです。気が、私たちの体内を滞《とどこお》りなく巡ることで体が健康に保たれています。気が滞ることで病気や不調が生じるのです。私は、耳鳴りという現象も、体内に気が滞って生じるという側面があると推測しています。今回紹介した片鼻ブレスは、ヨガの呼吸法によって全身の気の巡りを改善し、耳鳴りに効果を上げようとするものです。

2011年7月ごろ、私はとりわけ忙しく、疲れがたまっていました。そのせいか、突然、耳鳴りがしてきたのです。片方の耳だけでしたが、キーンという高音の耳鳴りが続きました。そこで、片鼻ブレスを思いついてやってみました。そうしたところ、耳鳴りがピタリと治まったのです。

「これはいいかもしれない」と思い、耳鳴りがするという4人のかたに勧めてみました。試してくれた人の中には、私のように効果があった人が2人、効果のなかった人が1人、もう1人ははっきりとはわからないということでした。

その中のお1人で、効果があったという60代の男性の例を紹介しましょう。この男性は、重症ではありませんが、耳鳴りが気になっていたそうです。そこで片鼻ブレスを試してもらったところ、耳鳴りの不快な音がスーッと解消したそうです。即座の効果に、大変喜んでおられました。

まだ、片鼻ブレスを試した人は少ないので、どの程度の効果が期待できるのか、はっきりとしたことはわかりません。とはいえ、体のためにもいい呼吸法であることは間違いないので、耳鳴りの気になる人は、ぜひ試してください。

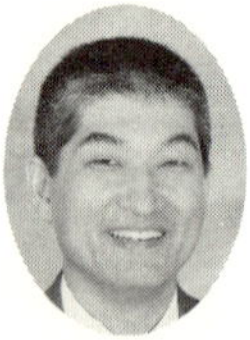

じんのうち・けん 1991年、滋賀医科大学卒業後、海老名総合病院耳鼻咽喉科科長などを経て、2001年にクリニックを開設。医学博士。

第3章

耳鳴り・難聴を改善する食品

お勧めの食品

レバー焼きにレモンがお勧め！コーヒーと栄養ドリンクは要注意

JCHO東京新宿メディカルセンター耳鼻咽喉科診療部長　石井正則

治療薬に使用されるビタミンB_{12}

第1章でも述べたとおり、耳鳴りや難聴《なんちょう》の背景には、疲労やストレス、睡眠不足があります。

これらの3つを避けるためには、まず、毎日の食事から見直すことが必要です。耳鳴りや難聴を予防・改善するために、ふだんの食生活でどんな点に注意すればよいか、お話ししましょう。

原則としては、1日3食、それぞれ栄養バランスの整った食事をとることですが、特に心がけたいのが、ビタミンB群の摂取です。

なかでも最も重要なのは、ビタミンB_{12}です。この栄養素には、神経細胞の合成を補助したり、修復したりする作用があります。そのため、耳鳴りや難聴の治療薬にも実際に使われているのです。この点からもその重要性が推察できるでしょう。

また、ビタミンB_{12}は、睡眠リズムを作りだすメラトニンというホルモンの分泌量を調整します。ビタミンB_{12}が不足すると、睡眠障害や、集中力の低下、イライラや無気力などを引き起こします。日ごろから、ビタミンB_{12}が不足しないように、気をつけてください。

ビタミンB_{12}を多く含む食品は、牛レバーのほか、アサリ、カキ、シジミ、ハマグリなどの貝類、ホタルイカ、スジコ、ウルメイワシ、サンマなどが挙げられます。植物性の食品にはほとんど含まれないので、菜食中心の食生活を送る人は要注意です。

ほかに、ビタミンB_1の摂取も大切です。ビタミンB_1が不足すると、疲れやすく、脳の働きを低下させてしまいます。ビタミンB_1を多く含む食品としては、豚肉、レバー、ピーナッツ、ゴマ、ダイズなどがあります。

さらに、ビタミンB_2が不足すると、疲労や老化の原因となる過酸化脂質《かさんかししつ》が体内にたまりやすくなります。ビタミンB_2は、レバー、ウナギ、牛乳、ヨーグルト、納豆に多く含まれています。

◎耳鳴り・難聴にお勧めの食品

〈ビタミン B_{12} を多く含む食品〉

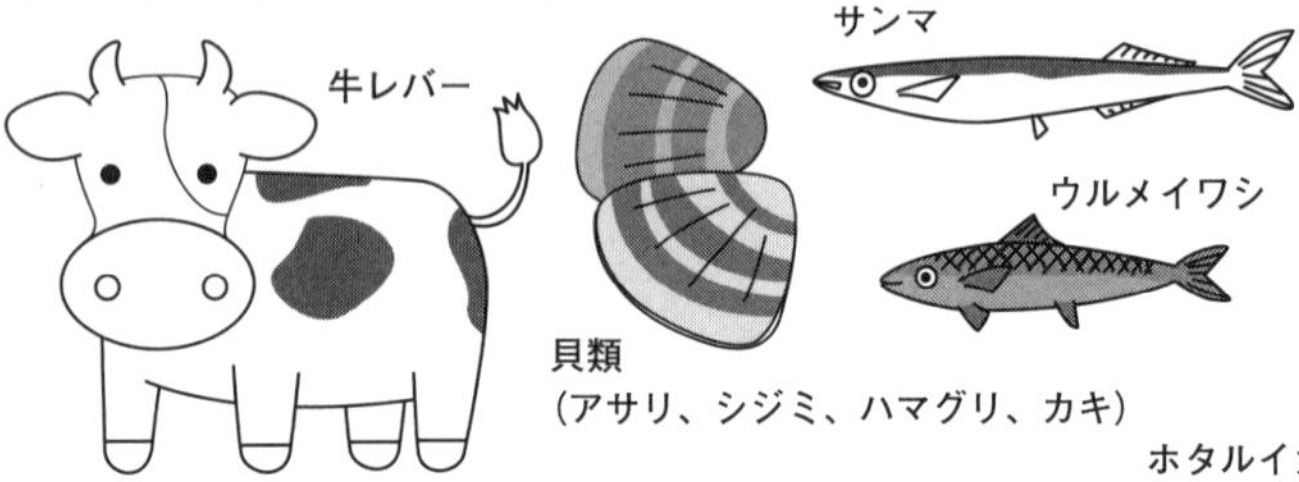

〈ビタミン B_1 を多く含む食品〉

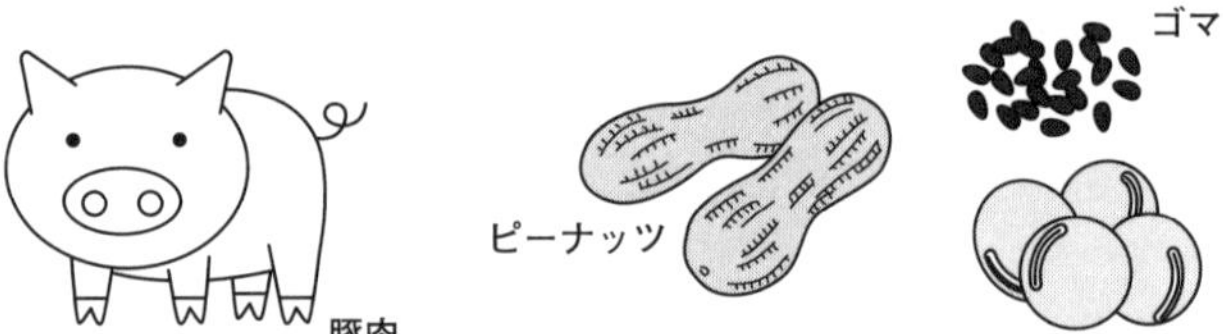

〈ビタミン B_2 を多く含む食品〉

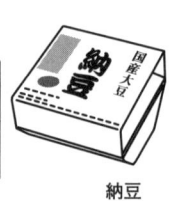

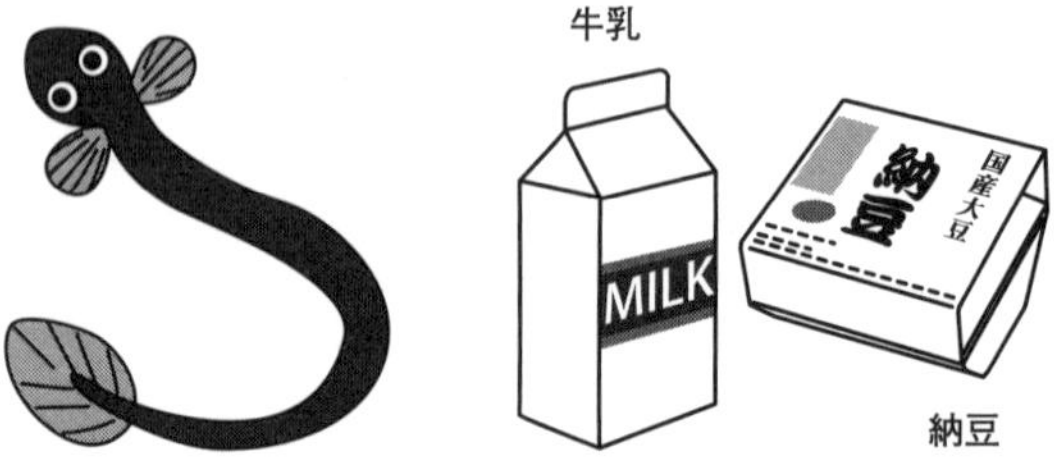

疲労回復を促し、ストレスへの抵抗力をつけるという意味で、ビタミンCを多く含んだ食品も、積極的にとりましょう。加えて、脳の神経細胞の興奮をおさえる効果のあるカルシウムや、貧血予防効果があり、エネルギーを活用するうえで欠かせないたんぱく質の摂取も忘れないようにしてください。

そうしたことを総合的に考えると、ぜひお勧めしたいのが、レバーです。牛でも豚でも鶏でもかまいません。レバーは、耳鳴りなどの予防・改善にとって重要な、ビタミンB群を非常に多く含んでいます。そこで、焼いたレバーにビタミンCが豊富なレモン汁をかけて食べれば、申し分ありません。

もちろん、先述したように、基本は「バランスの整った食事」を1日3回とることです。献立を決める際に、ビタミンB群、ビタミンC、カルシウム、たんぱく質が入っているかどうか、気に留めてください。

コーヒーや緑茶の飲みすぎが原因のこともある

さて、逆に摂取を控えたい食品に触れておきます。それは、コーヒーや緑茶に含まれるカフェインです。

カフェインには、神経を興奮させる作用があります。このため、過剰に摂取すると、耳鳴りを誘発することがあるのです。

1日当たりのカフェイン摂取量が250ミリグラム以上あり、不眠、頻尿、胃腸障害、不整脈など、複数の症状が出ているかたは、カフェインの過剰摂取である可能性があります。ちなみに、濃いめのコーヒーには、1杯に75～100ミリグラムのカフェインが入っているとされます。コーヒーが好きで、1日に何杯も飲むかたは、上限の数値を超えている可能性があるでしょう。

仕事の合間にコーヒーを飲むことが癖になり、なかば「コーヒー依存症」になっている人がいます。また、眠気覚ましのために、カフェイン入りのサプリメントやガム、キャンディを常用している人もいます。こうしたカフェインのとりすぎが原因で、耳鳴りを発症し、耳鼻科を受診する患者さんも少なくないのです。

そのような患者さんは、検査をしても、内耳や脳には異常がありません。ただ、耳鳴りなどの不定愁訴《ふていしゅうそ》があるため、話をよく聞いてみると、日常的にカフェインを多量にとっていることがわかるのです。

カフェインの入っているものは、コーヒーや緑茶だけに限りません。紅茶にも含まれますし、ほうじ茶にも含まれています。とりわけ注意したいのは、スタミナドリンクです。

滋養強壮を目的とするドリンク剤には、75〜100ミリグラムのカフェインが含まれていることが多いようです。ですから、仕事が忙しいときや疲労がたまったときに、スタミナドリンクを何本も飲んでいる人は、気づかずにカフェインのとりすぎになっている可能性があります。

カフェインの摂取については個人差が大きいので、1日当たり250ミリグラムを超えたからといって、必ずしも耳鳴りが起こるわけではありません。ただし、耳鳴りとともに、イライラなどの症状が出ている人は、カフェインの過剰摂取を疑ってもいいでしょう。カフェインのとりすぎによる耳鳴りは、摂取を控えたり、やめたりすれば、症状はしだいに治まってくるでしょう。症状が治まればコーヒーを飲んでもかまいませんが、再発防止のため、飲みすぎには注意してください。

カフェイン以外では、香辛料にも、神経を興奮させる作用があります。耳鳴りに悩んでいるかたは、摂取を控えたほうがいいでしょう。

＊石井先生のプロフィールは232ページ参照

ショウガ紅茶

内耳の血流を促し平衡感覚の乱れを治す

竹腰耳鼻咽喉科院長　竹腰昌明

メニエール病や更年期障害にも有効

耳鳴りや難聴《なんちょう》、めまいが起こる原因の1つに、内耳《ないじ》の血流不足があります。

内耳は、鼓膜《こまく》のさらに奥に位置する器官で、その中には「前庭《ぜんてい》」と呼ばれる、体の平衡《へいこう》感覚をつかさどる部分があります。

この前庭で血流が滞《とどこお》ると、平衡感覚が乱れ、その結果、耳鳴りやめまいが起こるのです。そのため、耳鳴りやめまいの治療では、内耳の血流をよくする血管拡張剤や血流促進剤を処方します。

しかし、薬に頼らずに、家庭で簡単に症状を解消できる方法があります。

毎日欠かさずショウガをとることです。ショウガの辛味《からみ》成分であるジンゲロールやショウガオール、清涼感をもたらすガラノラクトンなどの成分が、内耳を含めた全身の血管を拡張させ、血流を促進してくれるのです。

ショウガが内耳の血流促進に効果があることは、私が行った実験でも確かめられています。これは、乗り物酔いに、ショウガが有効かどうかを調べた実験です。

乗り物酔いは、耳鳴りやめまいと原因が似ていて、前庭で平衡感覚が乱れることによって起こります。原因が似ているということは、乗り物酔いの防止にショウガが効果的ならば、耳鳴りやめまいにも効果がある、と推測できます。

乗り物酔いの原理を説明しましょう。乗り物の不規則な振動によって、前庭にある耳石器《じせきき》の働きが一時的に阻害されます。耳石器とは、加速度・重力・遠心力などを感受する器官です。耳石器の働きが乱れると内耳の血流が滞り、平衡感覚が乱れてしまい、嘔吐感《おうとかん》やめまい、耳鳴りなどが起こるのです。

実験では、「重心動揺計」という、平衡感覚を測定する装置を使いました。被験者が検査台の上に立つと、体の揺れの度合いや方向が示されます。平衡感覚が保たれていれば、体の揺れを示す軌跡が、中心部に集中して表れます。

実験では、被験者を2つのグループに分けました。一方のグループは何も摂取せず、もう一方のグループには、事前にショウガを一定量とってもらいました。両グループとも、左右に360度回転するイスに座ってもらい、そのイスを不規則にグルグルと回転させました。

すると、何もとらなかったグループの被験者は、しだいに気分が悪くなり、その時点で回転を止めて重心動揺計に乗ってもらったところ、体の揺れを表す軌跡には大きな乱れが生じていました。

一方、前もってショウガを一定量とってもらったグループは、イスをある程度回転させてもなかなか気分が悪くなりません。重心動揺計に乗っても、グラフの軌跡は回転イスに乗る前とほとんど変わらず、中央部に集中していました。

この結果は、乗り物酔い防止にショウガが有効だ、ということを示しています。そして、ショウガが耳鳴りやめまいにも効果があると推測できるのです。

私自身の見解では、ショウガは、メニエール病にも有効だと考えています。メニエール病とは、内耳の内部を満たしているリンパ液が異常にふえて耳鳴りや難聴、めまいを招く病気です。また、女性の更年期障害にも効果が期待できると思います。

では、ショウガをどのようにとればいいのでしょうか。私がお勧めするのは、ショウガ紅茶です。ポイントは、1日10グラム程度の分量を毎日欠かさずとることです。親指大のショウガをよく洗ってから、皮つきのまますりおろし、それを紅茶に入れて、毎日飲むだけです。紅茶に入れると、ショウガの辛味が和らいで飲みやすくなります。

ショウガは、小ぶりで、切り口が濃い黄色をしたものを選びましょう。こうしたショウガには、ジンゲロールやガラノラクトンなどの有効成分が豊富に含まれているからです。

飲む時間は、朝がお勧めです。体が冷えやすい朝は、血の巡りも鈍くなっています。そこでショウガ紅茶を飲めば、血流が促進され、耳鳴りやめまいへの効果も高まるでしょう。

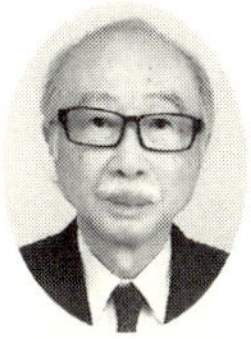

たけごし・まさあき 1960年、群馬大学医学部卒業。64年、千葉大学大学院医学研究科修了。医学博士。東京大学平衡神経研究班、国立東京第一病院厚生技官、大宮中央総合病院耳鼻咽喉科医長を経て70年に竹腰耳鼻咽喉科医院を開設。東京慈恵会医科大学非常勤講師を15年務める。

酢タマネギ

血管の詰まりを防ぎ耳鳴りを撃退する

「むくげのいえ」施設長・元東京大学医学部講師
齊藤嘉美

動脈硬化や高血圧が原因の耳鳴りに著効

耳鳴りは、大きな騒音に長時間接した結果、耳の負担となって起こるケースや、動《どう》脈硬化《みゃくこうか》や高血圧といった内科的な疾患《しっかん》が原因となって起こるケースなどがあります。いずれにしても、なかなか治しにくい症状であることは間違いありません。

ここでは、そんな耳鳴りの改善に有効な「酢タマネギ」を紹介しましょう。この酢タマネギは、動脈硬化や高血圧などが原因で起こる耳鳴りに特に効果的です。

まず、酢タマネギが、こうした症状に効果を発揮する理由をお話ししましょう。

タマネギには、血液中のコレステロールの増加を防ぎ、血栓《けっせん》（血の塊《かたまり》）のもととなる血小板《けっしょうばん》が凝集《ぎょうしゅう》するのを抑えて、血液をサラサラにする働きがあります。また、

◎酢タマネギの作り方

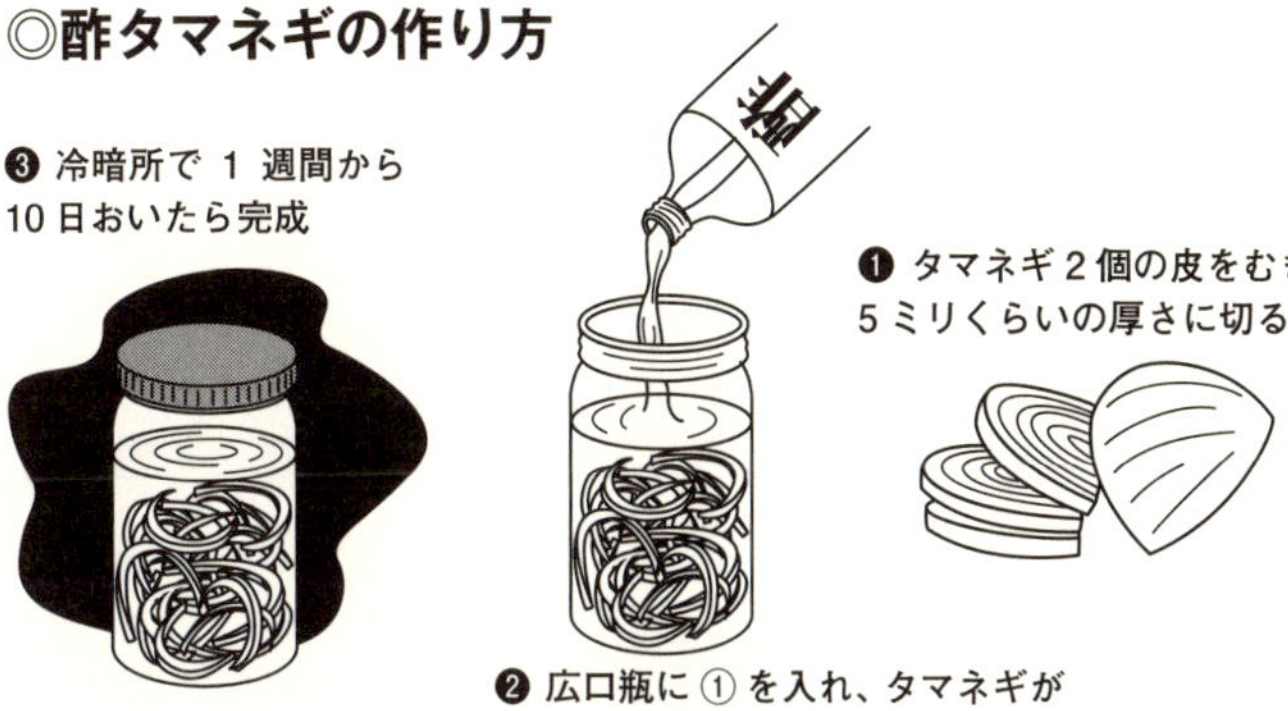
❸ 冷暗所で 1 週間から
10 日おいたら完成
❷ 広口瓶に ① を入れ、タマネギが
隠れるまで酢を注ぐ
❶ タマネギ 2 個の皮をむき、
5 ミリくらいの厚さに切る

※1日50グラムを目安に食べる

血圧を下げる物質も含まれています。さらに、酢にも血液を浄化する働きがあるため、酢タマネギは、高血圧の改善や、血管が詰まることで起こる心筋梗塞《しんきんこうそく》や脳梗塞《のうこうそく》などの予防にも大変役立つのです。血液がサラサラになることで、全身の血行が促進されます。この結果として、耳鳴りも改善するのです。

酢タマネギの作り方は簡単です。

タマネギ2個の皮をむいて、5ミリくらいの厚さに切ります。清潔な広口瓶にタマネギを入れ、酢をタマネギが隠れるまで（500ミリリットル程度）注ぎます。ふたをして冷暗所で1週間から10日間漬け込んだら完成です。1日50グラムを目安に食べましょう。

高かった血圧も下がった

では、実際に酢タマネギを食べて、耳鳴りが改善した症例を紹介します。

72歳の男性Aさんは、近年、ひどい耳鳴りに悩まされてきました。夜、枕に頭を当てると、「ブーン」という音が遠くから聞こえ、なかなか眠れませんでした。それが、酢タマネギを食べ始めて1ヵ月で、耳鳴りがまったくしなくなったといいます。

Aさんは、45歳のときに高血圧症と診断され、当時の最大血圧が200㎜Hg、最小血圧が120㎜Hgもありました。薬を飲んでも、なかなか正常化しなかったそうです。ところが、酢タマネギの効果で、最大血圧が130㎜Hg、最小血圧が80㎜Hgまで下がって安定したのです。Aさんの症状は、高血圧と耳鳴りが連動している典型例といえます。

76歳の女性Bさんは、5年ほど前、突然、左耳に「ジジジー」という耳鳴りがするようになりました。同時にめまいもして、足もとがふらついて立っていられなくなったそうです。病院で調べても、脳にも、耳にも、血管にも異常はなく、原因不明との診断でした。

そこで、Ｂさんが試したのが、酢タマネギでした。食べるのは1日1回で、量は50グラム程度、昼か夜にとったそうです。

小皿によそった酢タマネギに花カツオをのせ、しょうゆを垂らしておかずとして食べたといいます。すると、食べ始めて1ヵ月半で、いつの間にか耳鳴りが解消。同時にふらつきも治まったそうです。

みなさんの中にも、高血圧や動脈硬化などがあって、かつ、耳鳴りにも悩んでいるかたは少なくはないはずです。そうしたかたには、ぜひ酢タマネギをお勧めします。

また、それ以外の原因による耳鳴りの場合も、ぜひ酢タマネギを試してください。酢タマネギの血流改善作用は、内耳《ないじ》（鼓膜《こまく》の奥）の血行を促進し、耳鳴りに好影響を及ぼすと期待されるからです。

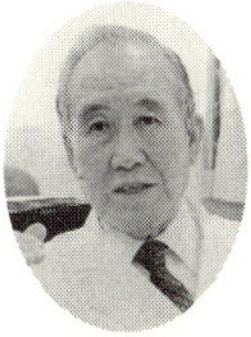

さいとう・よしみ　１９３２年、東京都生まれ。東京大学医学部卒業。大学時代より、食事療法による糖尿病治療を熱心に研究。医学博士。日本脈管学会評議員。

黒豆の煮汁

老人性難聴に著しい改善例が続出し耳鳴りもほぼ消失

水嶋クリニック院長
水嶋文雄

耳など末端の血流を促す作用がある

耳鳴りや難聴《なんちょう》は、さまざまな要因から起こります。基本的には、専門医にかかって原因を確かめ、適切な治療を受けることが第一です。

それとともに、ぜひお勧めしたいのが、症状に合わせて改善効果のある食品をとることです。身近な食品の中にも、耳鳴りや難聴に効果的なものがあり、習慣づけてとっていると、回復を促す大きな助けになります。

まず、耳鳴りや難聴のうち、加齢とともに起こる老人性のものにお勧めなのが、「黒豆の煮汁」です。老人性難聴は、音を感知する力自体が衰える「感音性難聴」の一種で、特に高い音が聞き取りにくくなります。同時に、耳鳴りが起こりやすいのが特徴です。

こうした老人性の難聴や耳鳴りに、黒豆の煮汁は優れた改善効果を表します。もともと色の黒い食品は、漢方では、いわゆる五臓のうちの「腎《じん》」を元気づける作用があるとされます。腎は、生まれつきのエネルギーが宿る場所とされ、その衰えがすなわち老化です。ですから、腎を元気づける作用を持つ黒い食品は、老人性の難聴や耳鳴りにも効果的なのです。

加えて黒豆には、現代栄養学的に見ても、クロマメダイゼンという成分が豊富に含まれています。これは、女性ホルモン様《よう》作用を持つイソフラボンの一種で、耳など末端の血流を促す作用があります。耳の血流がよくなることも、老人性難聴や耳鳴りの改善に役立ちます。

黒豆の煮汁の作り方は簡単です。黒豆50グラムを洗って800ミリリットルの水に一晩漬け、翌日そのまま火にかけて沸騰させます。煮汁が黒くなったらザルで豆をこし、煮汁を取ります。煮汁はガラス瓶などに入れ、冷蔵庫に入れておけば、1週間程度、保存がききます。黒豆の煮汁は、1日50ミリリットル程度を目安に飲みましょう。そのまま飲むのが簡単ですが、味気ないと感じる人は、料理に使ってもけっこうです。患者さんたちは、茶碗蒸しに入れたり、みそ汁に入れたりしています。

なお、煮汁を取った後の黒豆にも、有効成分が残っています。そのまま煮豆などにして食べるといいでしょう。

当院の患者さんである78歳の女性は、数年来の不快な低音の耳鳴りと、年々進んで高音が聞き取りにくくなる老人性難聴に悩んでいました。ところが、黒豆の煮汁をとり始めて半年ほどで、耳鳴りがほぼ消失し、聞こえも著《いちじる》しく改善されました。

ほかにも、70～80歳代で同様の効果があった患者さんが相次いでいます。あまり効果がなかった人もいるので１００％ではありませんが、試す価値は大きいでしょう。

黒豆に限らず黒い食品は、老人性の耳鳴りや難聴の予防や改善に役立ちます。黒キクラゲやドジョウ、イカスミなどを食事に取り入れるのもいいでしょう。

耳鳴りや難聴のうち、若い人に多い突発性難聴《とっぱつせいなんちょう》は、突然起こる難聴と、キーンという高い音の耳鳴りが特徴です。この場合、早急に耳鼻科の専門医にかかることが大切です。

それとともに、クズ粉を積極的にとるといいでしょう。適当な量をクズ湯にして飲んだり、おかずにとろみをつけるときに使ったりすると、回復促進に役立ちます。

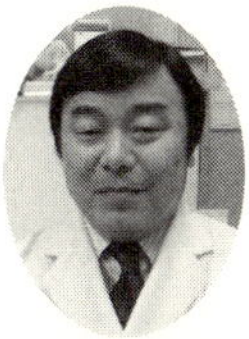

みずしま・たけお　１９５５年、京都府生まれ。大阪医科大学卒業。西洋医学とともに東洋医学を学ぶ。１９８８年、中国・北京医学院、中日友好病院に留学。長野県厚生連佐久総合病院を経て、１９９８年に水嶋クリニックを開業。

◎黒豆の煮汁の作り方

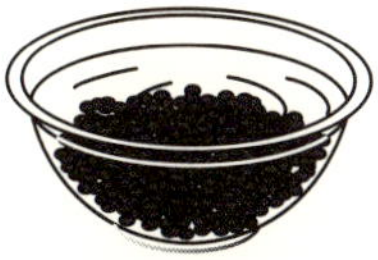

❶ 黒豆 50 グラムを洗って、800 ミリリットルの水に 1 晩漬ける

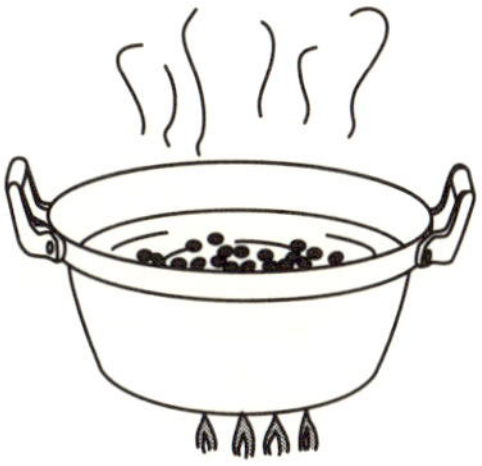

❷ ① をそのまま火にかけて沸騰させる

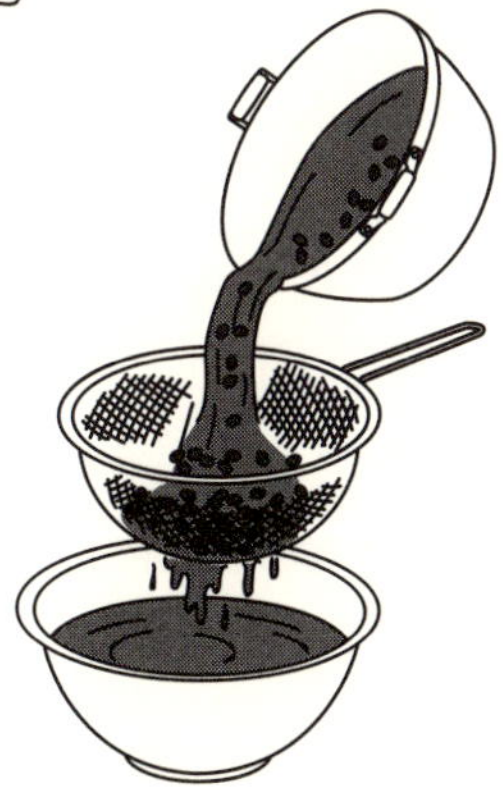

❸ 煮汁が黒くなったら、ザルなどで豆をこし、煮汁を取る

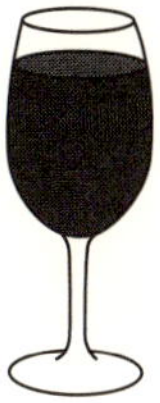

❹ 1 日 50 ミリリットルを目安に煮汁を飲むか、料理に利用する

※煮汁は冷蔵庫で 1 週間程度保存が可能

レモン水

自律神経の働きを整え血流を促進する効果で耳鳴りを改善

玉川学園岡田医院院長　岡田研吉

酸っぱい食品は血液をサラサラにする

耳鳴りや難聴《なんちょう》など、耳の不調は、季節の変わり目に出ることが多いようです。特に、暑い夏をようやく乗り切り、ほっと一息ついている秋口に、そうした不快症状を訴える患者さんがふえてきます。

この時期は、夏の暑さで奪われた体力がまだまだ回復していません。一方、気温が下がるのと連動して、体温もしだいに下がっていきます。体温が下がると、体の抵抗力も低下してきますので、耳の不調を呼び起こすことになるのです。

こうして起こる耳の不調にお勧めしたいのが、レモン水です。

みなさんもご存じのように、レモンはビタミンCの宝庫で、多くの健康効果を有し

ていま す。最近では、頑固な耳鳴りの解消にも一定の効果のあることが、よく知られるようになりました。

では、なぜレモンには、そうした効果があるのでしょうか。

昔、遠洋航海の乗組員が壊血病《かいけつびょう》（歯肉から出血し、全身が衰弱する病気）にかかったとき、レモンをたくさん食べて治したといわれています。これは、レモンに含まれる血液浄化作用と、血行改善作用の働きを利用したものと考えられます。血液浄化作用とは、血液中の老廃物《ろうはいぶつ》の排出《はいしゅつ》をスムーズにし、血液をサラサラにする働きです。

また、レモンには、血管の内壁をしなやかにして、動脈硬化《どうみゃくこうか》を防ぐ作用もあります。血管が硬くもろくなった状態を「動脈硬化」といいます。動脈硬化が進むと、血管が切れたり詰まったりして、脳卒中や心筋梗塞《しんきんこうそく》などの重篤《じゅうとく》な病気につながります。

レモンを積極的にとることで、こうした病気を予防することにもなるのです。

ビタミンCが豊富なレモンを多量に摂取することで、血液がサラサラになって血流がよくなり、血管が弾力を取り戻して丈夫になります。その結果、耳の周辺の血行不良が改善して、耳鳴りの解消につながると考えられるのです。

また、耳の不調の一因として、ストレスや過労による自律神経《じりつしんけい》の乱れが挙げられます。自律神経とは、内臓や血管、ホルモン分泌など、意志とは無関係に働く器官を支配している神経です。レモンは、自律神経の働きを整える働きがありますから、その意味でも有効に働くでしょう。

さらに、漢方の見地からも、レモンの効能が説明できます。漢方の考え方では、レモンのような酸っぱい食品には、体内の水分を守り、維持する作用があるとされています。そして、血液をサラサラにして、血液の濁《にご》りや血栓《けっせん》（血の塊《かたまり》）などを防ぐ作用があると考えられているのです。この点も、耳鳴りや難聴の改善に効果的といえるでしょう。

レモンは、そのまま食べてもいいのですが、レモン水にして飲むと毎日摂取しやすくなります。

レモン水の作り方を説明しましょう。

レモン果汁大さじ1・5〜2杯をコップに入れ、これを水で薄めます。レモンを搾るのが理想ですが、市販のレモン果汁でもかまいません。好みで氷を浮かべてもいいでしょう。冷たい飲み物が苦手なら、お湯で薄めてもかまいません。甘みとしてハチミツを混ぜると、より飲みやすくなります。1日3〜4杯を目安に飲みましょう。

あるいは、ハチミツ漬けにしたレモンの薄切りを、1日2〜3枚ずつ食べるというのも、1つの方法です。レモンは農薬の少ない国産のものがお勧めです。

3日で金属音の耳鳴りが解消した!

レモン水が、耳鳴りに効果を現したという声が、健康雑誌『壮快』の編集部に数多く寄せられています。そのうちの数例を紹介・解説しましょう。

1人目は、59歳の女性です。このかたは、55歳になったころから、耳鳴りに悩まされるようになりました。ザーザーという耳鳴りの音が耳につき、寝つきが悪くなり、片頭痛も起こるようになりました。そこで、レモン水を朝昼晩の食後と就寝前の、1日4回飲みました。また、食事にも積極的にレモンを取り入れ、レモン果汁をキャベツにかけて食べたりしたそうです。すると、耳鳴りがしだいに改善して気にならなくなり、熟睡できるようになりました。片頭痛も解消したといいます。

2人目は、74歳の女性です。このかたは、踏切の警報音のようなカンカンという耳鳴りに悩まされていました。レモン水を毎食後に飲んだところ、ひどかった耳鳴りが10日後にはピタリと治まりました。その後、耳鳴りが再発しかけたときにレモン水を飲むと、すぐに治まるので、とても重宝しているそうです。

3人目は、58歳の女性です。キーンという甲高い金属音が耳の中で鳴り続け、大変苦しんでいました。知り合いから「レモンがいいわよ」と勧められ、朝晩1個ずつレモンを搾り、果汁を飲みました。すると、たった3日で耳鳴りが解消。それ以来再発していないそうです。

このかたのように、果汁を水で薄めずに飲むと、刺激が強すぎて胃を痛めることがあります。胃に不調を感じたら、無理をせず、水で薄めてください。

4人目は、65歳の女性です。耳鳴りがありましたが、耳鼻科へ行っても、「老化現象だからしかたない。治療法はありません」といわれたそうです。そんなときに試したのが、レモンでした。このかたの場合、2〜3ミリの厚さに切ったレモンを砂糖漬けにし、1日2〜3切れずつ食べました。すると、頻繁に出ていた耳鳴りが、食べ始めて2ヵ月でピタリと解消したそうです。

最初にも触れたとおり、秋口に現れる耳鳴りなどの不定愁訴《ふていしゅうそ》の背景には、「体温の低下」という要因が存在します。ですから、心地よい汗をかく程度の適度な運動をするとか、体を温める食品をとるなど、体温を下げない工夫をしてください。

◎レモン水の作り方

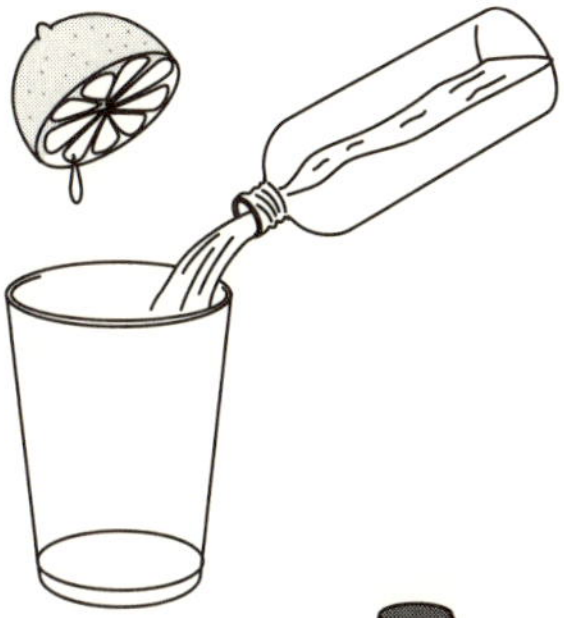

レモンの果汁大さじ 1.5〜２杯をコップに入れ、水で薄める。

※市販のレモン果汁でもよい

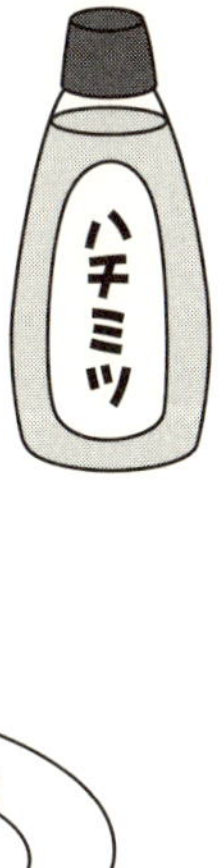

※好みで氷やハチミツを入れる

※1 日 3〜4 杯を目安に飲む

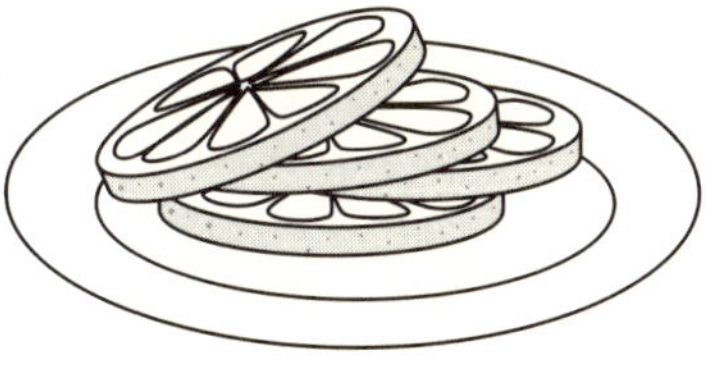

※ハチミツや砂糖に漬けた薄切りのレモンを、1 日 2〜3 枚ずつ食べてもよい

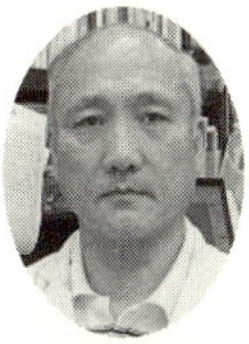

おかだ・けんきち　１９７２年、東邦大学医学部卒業。ドイツのリューベック医科大学留学中、東洋医学を志す。帰国後は、名古屋聖霊病院、藤枝市立病院に勤務するかたわら、国立東静病院で漢方療法を学ぶ。82年には中国の北京中医学院に１年間留学。現在、東京に医院を開業し漢方治療を行っている。

焼き梅干し

血液をサラサラにして耳の血流を促進し耳鳴りを改善

崇城大学薬学部教授　村上光太郎

梅干しを焼くと血液サラサラ成分が産生

梅は古来、薬として利用されてきました。紀元1〜2世紀に中国で書かれたと推測される、世界最古の薬物書『神農本草経《しんのうほんぞうきょう》』にも記載があるほどです。日本では平安時代に、梅干しが文献に登場します。村上《むらかみ》天皇（９２６〜９６７年在位）の病気の治療に、梅干しとコンブ入りのお茶が用いられた記録があるのです。

その後、江戸時代には庶民の間でも使われるようになりました。明治時代には、梅干しが赤痢《せきり》（下痢・発熱・血便・腹痛をともなう大腸感染症）などの疫病予防に活用された記録があります。医学が発達する以前の日本人にとって、梅干しは、なくてはならない大切な医薬品だったのです。

現代においても、その多様な薬効は価値をなくしていません。科学が発達して、西洋医学の薬が万能になったかというと、決してそんなことはないからです。

ここでは、梅干しの上手な活用法の1つとして、焼き梅干しを紹介しましょう。梅干しを焼くことで、梅干しの疲労回復や整腸作用などの効果が高くなるばかりか、血液をサラサラにする新成分が生まれるのです。作り方は簡単です。

❶アルミホイルを2枚、軽く丸めて全体にシワを寄せます。梅干しが焦げつくのを防ぐためです。アルミホイルを広げて2枚重ね、梅干しを10個ほどのせましょう。

❷梅干しを包んで、口をしっかり閉じます。

❸オーブントースターで10～20分間焼きます。オーブントースターがない場合は、フライパンや焼き網の上で、焦げないように転がしながら焼いてもかまいません。

❹梅干しの中まで温まったら完成です。黒焦げにしないように注意しましょう。

保存容器に入れて冷暗所で保存します。1日に1～2個を目安に食べてください。塩分を制限している人は、減塩の梅干しを使うなど、工夫するといいでしょう。

焼き梅干しの特長として注目されるのが、耳鳴りに効く点です。実際に焼き梅干しを食べて効果の上がった体験例を紹介しましょう。

60歳の女性Aさんの場合、耳の後ろでジージーとセミが鳴いているような音が、1日じゅう聞こえていました。焼き梅干しを食べ始めたところ、10日後には、耳鳴りがしていないことに気づきました。完全に耳鳴りが解消したわけではなく、今も小さい音が聞こえるそうですが、以前に比べ、はるかに音が小さくなったとのことです。

70歳代の女性Bさんは、1年間ほど耳鳴りで悩んでいました。耳もとで四六時中、ジージーと音がするのです。周囲が騒がしい昼間は気になりませんが、夜になって静かになると、音が耳について不快感を覚え、とても気になります。このため寝つきも悪かったそうです。焼き梅干しを2ヵ月食べ続けたところ、いつの間にか耳鳴りがきれいさっぱり解消。Bさんのお姉さんも耳鳴りに悩まされていましたが、同様に焼き梅干しで耳鳴りがきれいに解消したといいます。

なぜ、焼き梅干しが耳鳴りの解消に役立つのでしょうか。

耳鳴りに悩まされている人の場合、それが主たる原因かどうかは別にして、耳の血流障害が起こっている可能性が考えられます。焼き梅干しを食べることで血液がサラサラになり、血流障害も改善されて、耳鳴りの改善が期待できるわけです。耳鳴りが気になるかたは、ぜひお試しください。

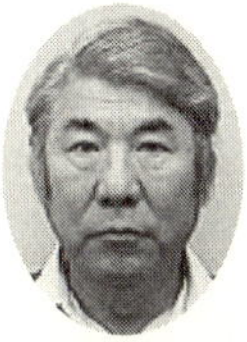

むらかみ・こうたろう　１９４５年、広島県生まれ。徳島大学薬学部を経て現職。専門は生薬学と漢方医学。日本各地の薬用植物調査を行うとともに、海外各地の薬用植物調査も実施。２００８年、日本生薬学会功労賞受賞。薬剤師。薬学博士。

◎焼き梅干しの作り方

❶ アルミホイルを 2 枚、軽く丸めて全体にシワをつける（梅干しの焦げつきを防ぐため）。広げて 2 枚重ね、梅干しをのせる

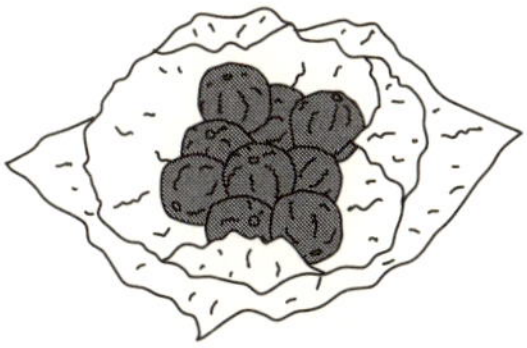

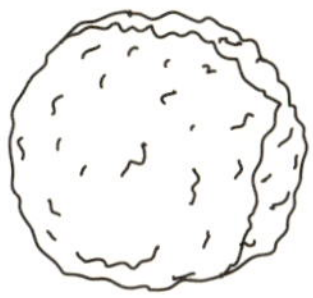

❷ 梅干しを包み、口をしっかり閉じる

❸ オーブントースターで 10〜20 分間焼く。
フライパンや焼き網の上で、焦げないように転がしながら直火で焼いてもよい

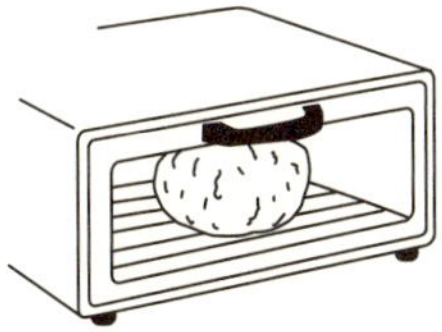

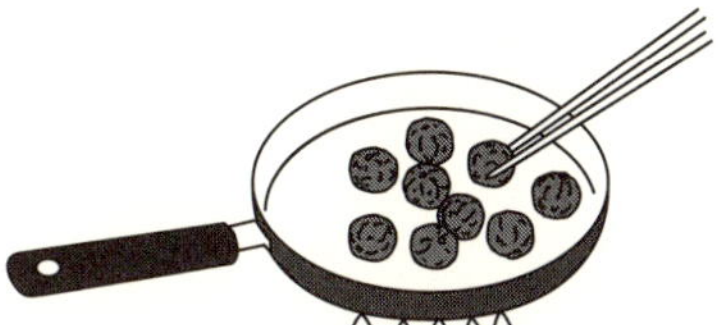

❹ 梅干しの中まで熱くなったら完成。
黒焦げにはしない

※保存容器に入れて冷暗所に保存し、1 日 1〜2 個を目安に食べる

黒ゴマ酒

耳鳴りや耳閉感を伴う難聴に効いた「耳の若返り薬」

群馬中国医療研究協会薬局代表・薬剤師　井上正文

1500年前の中国の医薬書に記載

耳鳴りや難聴《なんちょう》、耳が詰まったように感じる耳閉感《じへいかん》は、耳鼻咽喉科《じびいんこうか》で治療を受けても、なかなかよくならないことの多い症状です。なかには、「もう治りません」「老化現象ですから、あきらめてください」などといわれることもあるようです。

医療機関を受診し、そのように突き放されると、絶望的な気分になります。そのような耳の症状で悩む人が、私どもの薬局にも多く相談にやってきます。基本的には漢方薬を処方するのですが、自己療法として併せてお勧めし、非常に喜ばれているのが、「黒ゴマ酒」です。

黒ゴマ酒は、今から約1500年も前の中国の医薬書に記載されてます。「黒ゴマ酒の薬効が、現代でも通用すればありがたい」と思い、耳鳴りや難聴、耳閉感などに悩む人に試してもらいました。すると、実に多くの人に効果を発揮することがわかったのです。

では、なぜ黒ゴマ酒が耳の症状に効果的なのでしょうか。

漢方は、もともと中国で発達し、日本に伝来してから独自の発展をしてきた伝統医学です。漢方には、肝《かん》・心《しん》・脾《ひ》・肺《はい》・腎《じん》の五臓という概念があります。これは、西洋医学的な臓器を指すというよりも、「生体をコントロールする重要な機能」を表していると考えたほうがいいでしょう。

五臓の1つである腎は、腎臓や膀胱《ぼうこう》といった泌尿器《ひにょうき》だけではなく、副腎《ふくじん》・生殖器《せいしょくき》・脳神経の一部の機能を表しています。ホルモンバランスや免疫機能《めんえききのう》など、生命の根幹をなす働きをつかさどっているのです。

そして、この脳神経の一部が、耳の機能と深く関連しているのです。このため、腎の働きをよくすると、耳の機能も高まります。

腎の働きを高めるとされているのが、黒ゴマです。

また、耳鳴りや難聴の人は、舌の色が薄く、髪の毛が細い、腰がだるいといった症状の出ていることが多いものです。これは、漢方の考え方で見ると、「肝の血《けつ》が足りない」症状です。ここでいう血も、血液を含めた体液全体を指します。こうしたケースでも、黒ゴマが勧められるのです。ちなみに、白ゴマや茶ゴマには、こうした薬効はないといわれ、中国では黒ゴマのみが薬として扱われています。

それでは、黒ゴマ酒の作り方を説明しましょう。黒ゴマを焼酎《しょうちゅう》に漬けることで、アルコールが黒ゴマの有効成分を効果的に抽出してくれます。

❶黒ゴマ100グラムをフライパンに入れ、焦げつかないようにヘラで混ぜながら強火で炒《い》ります。パチパチと音がして、香《こう》ばしいにおいがしてきたら火を止め、冷めるまでよくかき混ぜます。

❷①が完全に冷めたら、耐熱性の広口瓶に移し、35度の焼酎《しょうちゅう》（ホワイトリカー）1リットルを注ぎます。

❸広口瓶を鍋に入れ、瓶の半分の高さまで鍋に水を入れます。このとき、瓶にはふたをしないでください。

❹これを火にかけ、鍋の水が沸騰してきたら火を止めて、自然に冷まします。

❺瓶を鍋から取り出し、ふたをして冷暗所で一晩寝かせれば翌日から飲めます。完成

した黒ゴマ酒は、そのまま冷暗所に保存してください。
❻飲むときは、上澄みだけをすくい出し、さかずき1〜2杯分をコップに移して、ぬるま湯で10倍に薄めます。
これを1日2回飲むのが基本です。好みで、ハチミツなどの甘みをつけてもいいでしょう。

「一生治らない」といわれた耳鳴りが消失

最後に、49歳の女性の体験をご紹介しましょう。

この女性は、仕事や家事などで忙しくしていました。疲労困憊《ひろうこんぱい》の毎日を送っていたところ、キーンという高音の耳鳴りが、しじゅう続くようになりました。さらに、飛行機が離陸するときに感じるような、耳が詰まった感じがあり、音を聞き取りにくいという症状もありました。

慌てて耳鼻咽喉科を受診したところ、「もう手遅れです。一生治りません」と宣告され、大きなショックを受けたといいます。

そのかたは、わらをもつかむ思いで、私たちの薬局を訪れました。症状を聞いて、まずは漢方薬を処方しました。さらに、「舌の色が薄い」「腰がだるい」といった症状もあったため、黒ゴマ酒を勧めたのです。

すると、3ヵ月で耳鳴りがほとんど消失し、耳閉感も格段に軽減されて、耳の聞こえが改善されてきました。

その後、漢方薬はやめて、再発防止のために黒ゴマ酒だけを続けています。それ以降、耳鳴りや難聴が再発することもなく、とても良好な状態が維持できているということです。

しかも、黒ゴマ酒を飲むようになってからは、肌がツヤツヤになり、白髪がへって、疲れにくくなったと、大変喜んでいます。

この体験例を見ると、黒ゴマ酒が肝と腎の機能を高め、耳ばかりではなく、体全体を元気にしてくれることがよくわかります。このかたは見た目も若返り、元気はつらつです。

なお、お酒が飲めない人は、黒ゴマ酒のアルコール分を飛ばしてから飲んでください。また、黒ゴマ酒を飲んで便が軟らかくなる人は、飲む量を少しへらしたほうがいいでしょう。

◎黒ゴマ酒の作り方

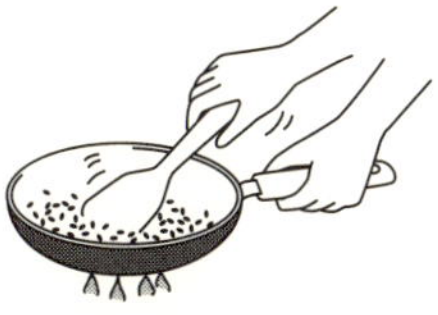

❶ 黒ゴマ 100 グラムを強火で炒る。香ばしいにおいがしてきたら火を止め、冷めるまでよくかき混ぜる

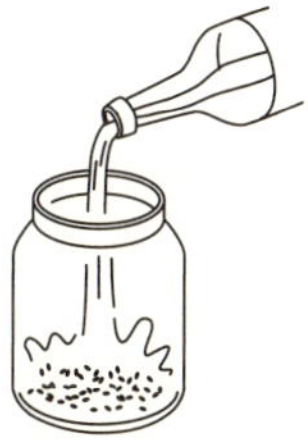

❷ ①が冷めたら広口瓶に移し、1 リットルの焼酎を注ぐ

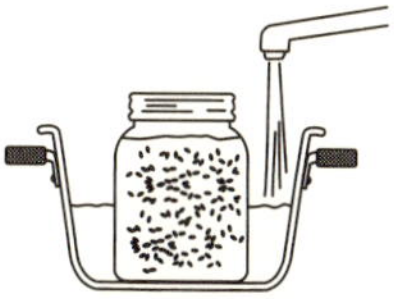

❸ ②を鍋に入れ、瓶の半分の高さまで鍋に水を入れる。瓶のふたはしない

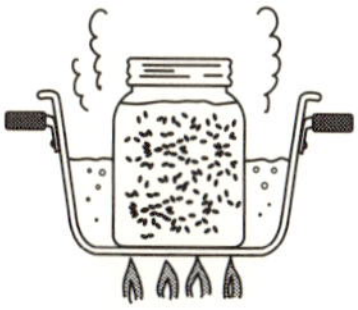

❹ 鍋を火にかけて、お湯が沸騰したら火を止め、自然に冷ます

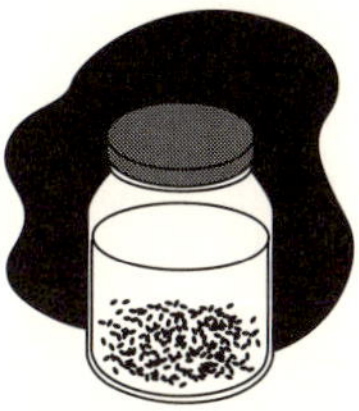

❺ 瓶を鍋から取り出し、ふたをして冷暗所で 1 晩寝かせたら出来上がり

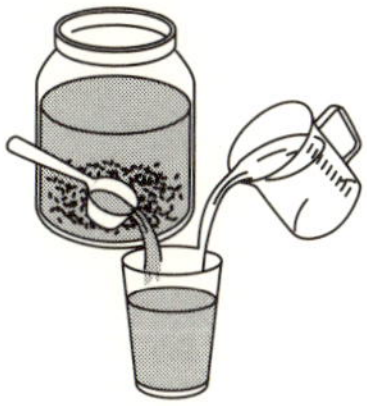

※上澄みをさかずき 1〜2 杯コップに移し、ぬるま湯で 10 倍に薄めて 1 日 2 回飲む

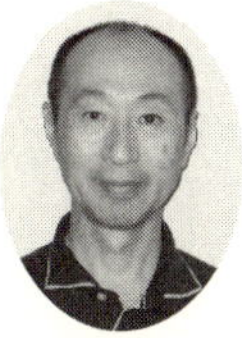

いのうえ・まさふみ　1956年、群馬県生まれ。明治薬科大学卒業後、太極拳と中国医学を学ぶ。漢方に詳しい薬剤師として、食事などの生活指導を25年以上続ける。太極拳や気功の指導も行っている。

ビールと豆乳

耳の水はけをよくし血管を強化してメニエール病を治す

二木・深谷耳鼻咽喉科医院理事長　二木　隆

医学部教授が効果を実証

メニエール病の原因については、詳しいことはまだ解明されていません。ただ、メニエール病の発作時には、内耳《ないじ》（鼓膜《こまく》のさらに奥）に内《ない》リンパ液がたまった状態になっていることがわかっています。これを「内リンパ水腫《すいしゅ》」といいます。

内耳には、聴覚をつかさどる「蝸牛《かぎゅう》」と、平衡《へいこう》感覚をつかさどる「前庭《ぜんてい》」という2つの器官があります。それを潤《うるお》しているのが、内リンパ液です。なんらかの理由で内リンパ液がふえて水圧が上がると、蝸牛や前庭の神経が圧迫され、その結果、聞こえが悪くなったり、耳鳴りがしたり、めまいが起こったりするのです。これを改善するには、「内リンパ液をへらして水圧を下げればよい」ということになります。

そこでお勧めしたいのが、ビールと豆乳です。なぜこの2つの食品がメニエール病の予防・改善によいのか、それぞれ説明しましょう。

「ビールを飲むとトイレが近くなる」ということは、ビール好きの人は経験済みでしょう。この利尿《りにょう》作用が、実はメニエール病の症状改善に役立つのです。

メニエール病の治療薬に、イソバイドという利尿剤があります。これを飲むと、尿がよく出て水分代謝が高まり、内リンパ液の排出《はいしゅつ》が促されます。利尿作用のあるビールにも、同様の効果が期待できるのです。

私が勤務医だったころ、ビールで自分のメニエール病を治した教授がいました。その教授は、耳が詰まって聴力が落ちてくると、小瓶1本ほどのビールを飲んでいました。すると、耳の聞こえがよくなり、めまい発作を抑えられるといっていたのです。

そんなあるとき、北海道からメニエール病の患者さんが来院しました。片方の耳がすでにメニエール病に冒《おか》されていて、耳鳴りと難聴《なんちょう》が始まっていました。そして、もう一方の耳にもメニエール病の症状が現れつつあるというのです。

診察した私は、「このままでは両耳とも悪くなってしまう。どちらかの耳に手術が必要だ」と思いました。

そして、その教授に患者さんを診《み》てもらったところ、教授は患者さんにビールを飲むように勧めました。2ヵ月後、その患者さんから手紙が届き、悪くなりかけていたほうの耳がよくなったとのこと。結局、この患者さんは手術をせずに済みました。

ビールの長所は、即効性です。利尿剤は腸から吸収されるので、効果が出るまで時間がかかりますが、ビールは胃から吸収されるので、すぐに効きます。

さらにビールには、ストレス解消効果があります。ストレスがたまると、内耳の細い血管がけいれんしやすくなり、内耳の血流を悪くします。それを防ぐ効果が期待できるのです。

ビールは、症状に合わせて、治療にも予防にも使えます。飲む量としては、小さめのグラスに2杯までがいいでしょう。飲みすぎには、くれぐれも注意してください。

女性には特に豆乳がお勧め

内耳には、細い動脈がたくさん通っています。動脈の弾力が失われると、内リンパ液の排出や交換が滞《とどこお》り、内耳に水がたまりやすくなります。細い動脈の弾力を維持する食品としてお勧めしたいのが、豆乳です。

豆乳には、女性ホルモンに似た作用を持つイソフラボンという物質が、豊富に含まれています。女性ホルモンは、ヒトの体を守る大事なホルモンで、細い血管の弾力性を増強・再生して、血流をよくする作用があります。

したがって、イソフラボンをとると、内耳の細い動脈の弾力が増し、内耳の血流がよくなると考えられます。その結果、内耳に内リンパ液がたまるのを防いだり、排出を促したりする作用が期待できるのです。

また、イソフラボンが突発性《とっぱつせい》難聴の改善に効果があるという報告もあります。

突発性難聴とは、ある日突然、片方の耳が聞こえにくくなる病気です。

ある耳鼻咽喉科《じびいんこうか》の医師が、突発性難聴にかかって難聴が慢性化した患者さん26人に、ダイズ由来のイソフラボンのサプリメントを3ヵ月間飲んでもらいました。その結果、聴力は50％（26人中13人）、耳鳴りは84・2％（19人中16人）、めまいはなんと100％（13人中13人）という高い改善率が得られたのです。細い動脈の弾力が増して、内耳の血流がよくなったためではないかと推測されます。

めまいや耳鳴りの背景には、しばしば自律神経失調症《じりつしんけいしっちょうしょう》（内臓や血管の働きを調整する神経の不調によって起こる症状）があります。「シェロンテスト」という自律神経の安定度を調べる検査をすると、めまいのある女性の約7割に、自律神経失調症が認められます。自律神経が乱れて、全身の活動力を高める交感神経《こうかんしんけい》が過緊張になると、細い動脈がけいれんしやすくなり、内耳の血流を妨げます。それが、めまいや耳鳴りを引き起こすのです。

女性ホルモンが急激に減少する更年期は、メニエール病の発症率も高くなる傾向があります。ですから、女性は特にイソフラボンの補給が必要です。

イソフラボンはダイズ製品に含まれています。豆乳なら調理の必要がなく、飲むだけですから、毎日の習慣に取り入れやすいでしょう。我が家の冷蔵庫にも、常に豆乳が入っており、妻がバナナといっしょにミキサーにかけて飲んでいます。

朝コップ1杯の豆乳と、夜の適度なビール。耳鳴りのある人に、この習慣は役立つと思います。

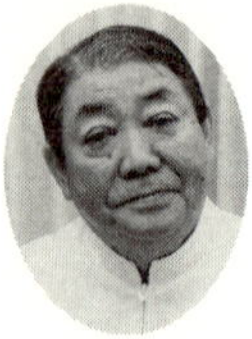

ふたき・たかし　1938年、長野県生まれ。京都大学医学部卒業後、同大学耳鼻咽喉科学教室入局。同助手、国立京都病院耳鼻咽喉科医長、東京大学医学部耳鼻咽喉科船員講師などを経て、90年に医院を開業。一貫して、めまい、耳鳴りの治療と研究に携わる。

第4章

耳鳴り・難聴を改善する特効ポイント

胸鎖乳突筋マッサージ

首の横の押しもみで突発性難聴や耳鳴りが治っている

一掌堂治療院院長　藤井徳治

首の両側の筋肉をほぐしたら聴力が戻った！

私は1983年から、突発性難聴《とっぱつせいなんちょう》の研究・治療に取り組んでいます。

突発性難聴とは、ある日突然、耳が聞こえなくなったり、聞こえにくくなったりすると同時に、耳鳴り、耳閉感《じへいかん》(耳の詰まり感)、めまいなどの症状を起こす病気です。加齢による聴覚機能の低下によって発症する老人性難聴とは異なり、突然聴力が落ちるのです。

患者さんは通常、耳鼻咽喉科《じびいんこうか》の診察・治療を受けるのですが、この病気にかかると70％の人は聴力が戻らず、そのまま難聴者になるといわれています。そうしたかたが、「少しでも聴力を取り戻したい」という切実な願いを胸に、私の治療院にいらっしゃいます。

多くの患者さんを治療してきた結果、突発性難聴の患者さんの場合、例外なく、首の両側にある「胸鎖乳突筋《きようさにゆうとつきん》」という筋肉が強く緊張して、硬くなっていることに気づきました。胸鎖乳突筋は、左右の鎖骨（胸の上部・首のつけ根に一対ずつある骨）と、左右の乳様突起《にゆうようとつき》（耳の後ろにある骨の出っ張り）を、それぞれ結んでいる筋肉です。

ある突発性難聴の患者さんの胸鎖乳突筋を、鍼《はり》やマッサージでほぐしたところ、治療したその場で、ある程度の改善が見られました。さらに10回ほど治療に通ってもらったところ、なんと聴力が完全に戻ったのです。

これをきっかけに、ほかの患者さんに同様の治療をした結果、聴力の回復する人が次々と現れました。

それでは、なぜ、首の筋肉のこりや硬さをほぐすと、突発性難聴で失われた聴力が回復するのでしょうか。

たとえば、指に輪ゴムを強く巻きつけていると、やがて血流が滞《とどこお》って代謝が悪くなり、指先が赤黒くむくんできます。代謝とは、体内で必要なものを合成したり、不要なものを排泄《はいせつ》したりする働きのことです。その働きが悪くなるために、指先に老廃《ろうはい》物《ぶつ》がたまり、赤黒くむくむのです。これとおなじことが、首にも起こっていると考えられます。

胸鎖乳突筋が極度に硬直すると、首から上の血行が悪くなって、代謝が損なわれます。胸鎖乳突筋は、その末端が耳の鼓膜《こまく》の奥（内耳《ないじ》）まで伸びているため、ここがこり固まってしまうと、内耳に悪影響を与えると考えられるのです。

突発性難聴は、まだ解明されていない点が多い病気ですが、最終的には、内耳の循環障害によって起こるものと考えられています。それならば、内耳とつながる胸鎖乳突筋の硬直を鍼やマッサージでほぐし、内耳への血液やリンパの流れをよくすれば、突発性難聴は改善するのではないか。

この考えに基づいて、私が独自に開発した方法が、「胸鎖乳突筋マッサージ」なのです。

健常化した人は1635例！

私が、胸鎖乳突筋マッサージを突発性難聴などの治療に活用し始めたのは、200

4年のことでした。その成果は私の予想をはるかに超え、これまでに健常化した人は1635例（2013年6月30日現在）に達しています。

たとえば、次のような例がありました。

76歳の女性Aさんは、ある日突然耳の聞こえが悪くなり、病院で突発性難聴と診断されました。しかし、高血圧などの持病があるため、「入院して投薬治療を受けるのは避けたい」と思っていたそうです。

そこで、知人を介して私の治療院に見え、胸鎖乳突筋マッサージによる治療を開始しました。その結果、わずか8回の治療で聴力が回復したのです。早期に治療を始めたことも功を奏したと思われます。

さらに、このかたの場合、高かった血圧やコレステロール値も、大幅に改善しました。

胸鎖乳突筋マッサージは、自分の手で行っても、じゅうぶん効果があります。

やり方を説明しましょう。毎日、就寝前に行うと効果的です。

❶顔を横に向けて首をひねり、乳様突起の後ろ側に、同じ側の親指の腹を置きます。

❷約3秒かけて鼻から息を吸い、約2秒息を止めます。

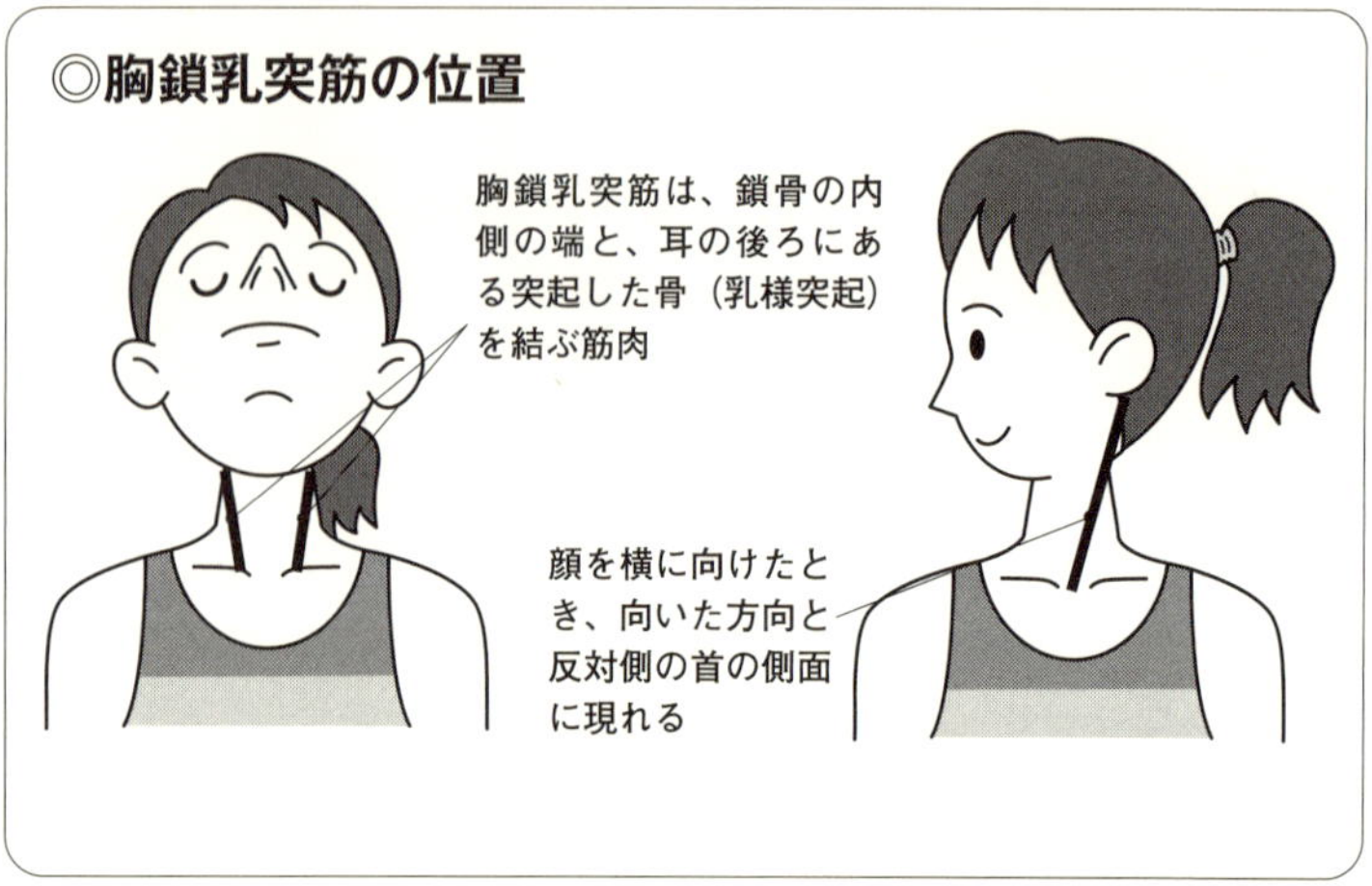
◎胸鎖乳突筋の位置
胸鎖乳突筋は、鎖骨の内
側の端と、耳の後ろにあ
る突起した骨（乳様突起）
を結ぶ筋肉
顔を横に向けたと
き、向いた方向と
反対側の首の側面
に現れる

❸約10秒かけて口から静かに息を吐《は》きながら、親指にゆっくりと力を入れて、痛みを感じない程度の力で押しましょう。気持ちよさが感じられるように押すのがポイントです。

❹胸鎖乳突筋の後ろ側に沿って、指を少しずつ下ろしながら、②～③の要領で鎖骨にぶつかるまで5～6ヵ所押していきます。

これを1セットとして、1～3セット行います。反対側の胸鎖乳突筋も同様に押してください。

突発性難聴に限らず、ほかの病気が原因の難聴、または耳鳴りなどでお困りの人は、このマッサージを、ぜひ試してください。

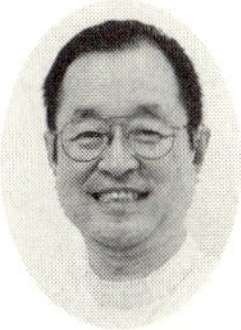

ふじい・とくじ　1949年生まれ。大学卒業後、一般企業に就職するが、難聴により退社。80年東京鍼灸柔整専門学校入学。卒業後、一掌堂治療院を開院し、「未病」と突発性難聴の治療に取り組む。「突発性難聴ハリ治療ネットワーク」主宰。

◎胸鎖乳突筋マッサージのやり方

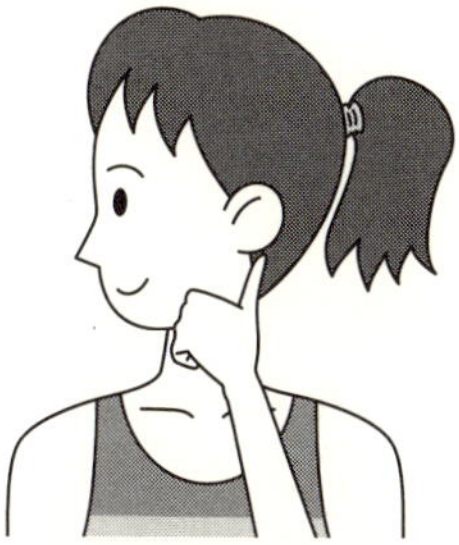

❶ 胸鎖乳突筋の始点となる乳様突起の後ろ側に、同じ側の親指の腹を置く

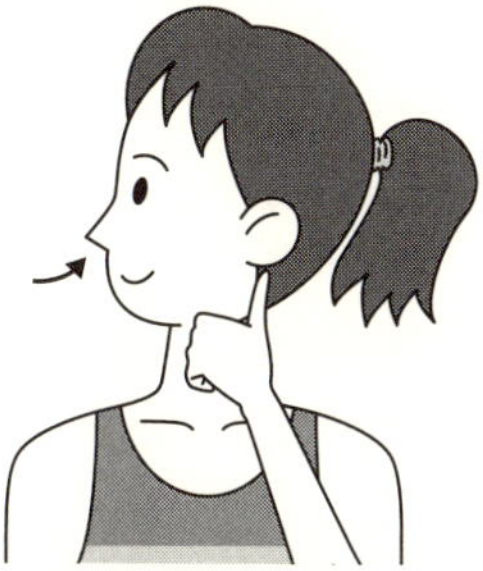

❷ 約3秒かけて鼻から息を吸い、約２秒息を止める

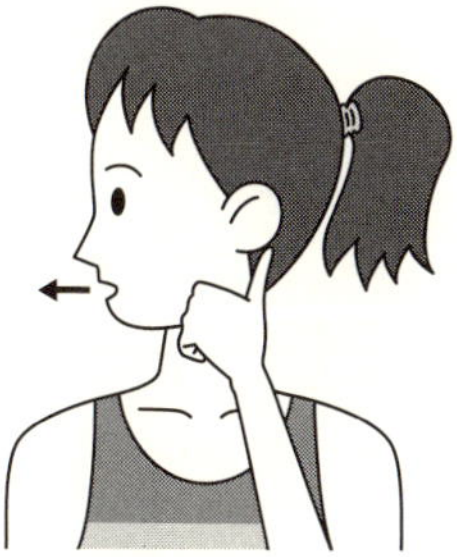

❸ 約10秒かけて口から静かに息を吐きながら、親指にゆっくりと力を入れて、痛みを感じない程度に押す。気持ちよさが感じられるように押すのがポイント

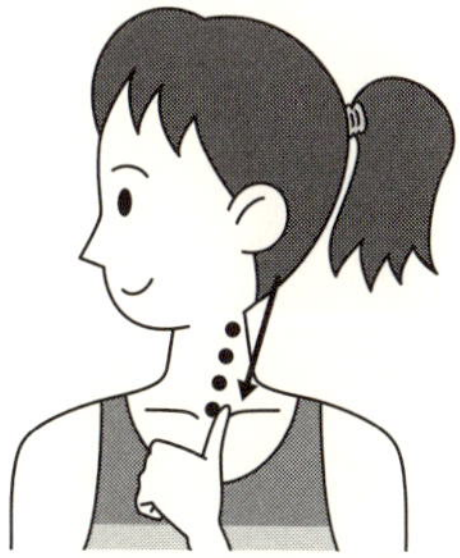

❹ 胸鎖乳突筋の後ろ側に沿って指を少しずつ下げながら、②〜③の要領で、終点となる鎖骨まで、5〜6ヵ所を押す。これを1〜3セット行う。もう一方の胸鎖乳突筋も、同様に押す

※毎日就寝前に行うとよい

爪もみ

90歳を超えて難聴が改善！耳鳴り、めまいも軽減した

心神診療室院長　髙木智司

仕事の合間に行って数ヵ月で耳鳴りが解消

当院は、自然療法をモットーとしています。治療の一環として、さまざまな家庭療法を勧めていますが、なかでも内臓や血管を調整する自律神経《じりつしんけい》のバランスを整える「爪もみ」は、短時間で手軽にできることもあり、患者さんに好評です。

爪もみは、耳鳴りや難聴《なんちょう》、めまいといった症状にも効果的です。当院を受診した患者さんの中にも、爪もみで難聴や耳鳴りを改善したかたが、数多くいらっしゃいます。いくつか紹介しましょう。

90歳代の女性Aさんは、徐々に悪化する難聴を抱えていました。80歳くらいから補聴器を使い始め、補聴器をつけても聞こえにくくなると、そのたびに最新型の補聴器に

買い替えるということを、10年以上くり返していました。

ところが、爪もみを毎日3～4回行うようにしたところ、だいぶ聞こえがよくなってきました。先日、使用中の補聴器の調子がたまたま悪くなり、以前使っていた補聴器を代用したところ、それでもじゅうぶん聞こえるようになっていたそうです。

補聴器を使わずに済むほどではないにせよ、「難聴の改善を実感している」と話してくれました。「老化現象だから、悪化してあたりまえ」と思っていたようですが、90歳を過ぎて聴力が回復したことをとても喜んでいました。加えて、Aさんは足の冷えも劇的に改善したそうです。

次に、耳鳴りが解消したという40歳代の女性Bさんです。Bさんの耳鳴りは、「ピーッピーッ」という不思議な音で、本人は「宇宙人が交信しているような音」と表現しています。そこで、爪もみを勧めました。すると、ほんの数ヵ月のうちに、耳鳴りがなくなったそうです。忙しい仕事の合間に行った爪もみが、よく効いたのでしょう。今では、変な音が完全にしなくなりました。

こうした現象は、決して不思議なことではありません。爪もみには、難聴や耳鳴りを改善するしくみが、いくつも考えられるからです。私が爪もみを勧めているのも、それらの相乗効果が期待できるからです。

それでは、爪もみのやり方を説明しましょう。

刺激する場所は、手の指の爪の生え際から、2ミリほど指のつけ根側に行ったところです。厳密な位置にこだわらなくても、だいたいで大丈夫です。

爪の生え際を、反対側の手の親指と人差し指で両側からつまみ、押しもみします。両手の5本の指を、10秒ずつ刺激しましょう。ギュッギュッともんでも、ギューッと押し続けても、どちらでもけっこうです。これを1セットとして、1日3セットまでを目安に毎日続けてください。

「少し痛いけれど気持ちいい」という程度の強さで刺激します。出血するほど強く押しもみするのは厳禁です。

首から上の症状改善には「血」と「水」の巡りが重要

東洋医学においては、気《き》・血《けつ》・水《すい》という考え方が中心になっています。気は生命エネルギー、血は血液の流れ、水は血液以外の体液を指します。気が動けば血が動き、水が動きます。水が動けば気も動きます。この循環が悪くなると、体のどこかに不快

◎爪もみのやり方

手の爪の生え際から、指のつけ根側に２ミリほど行ったところを刺激する

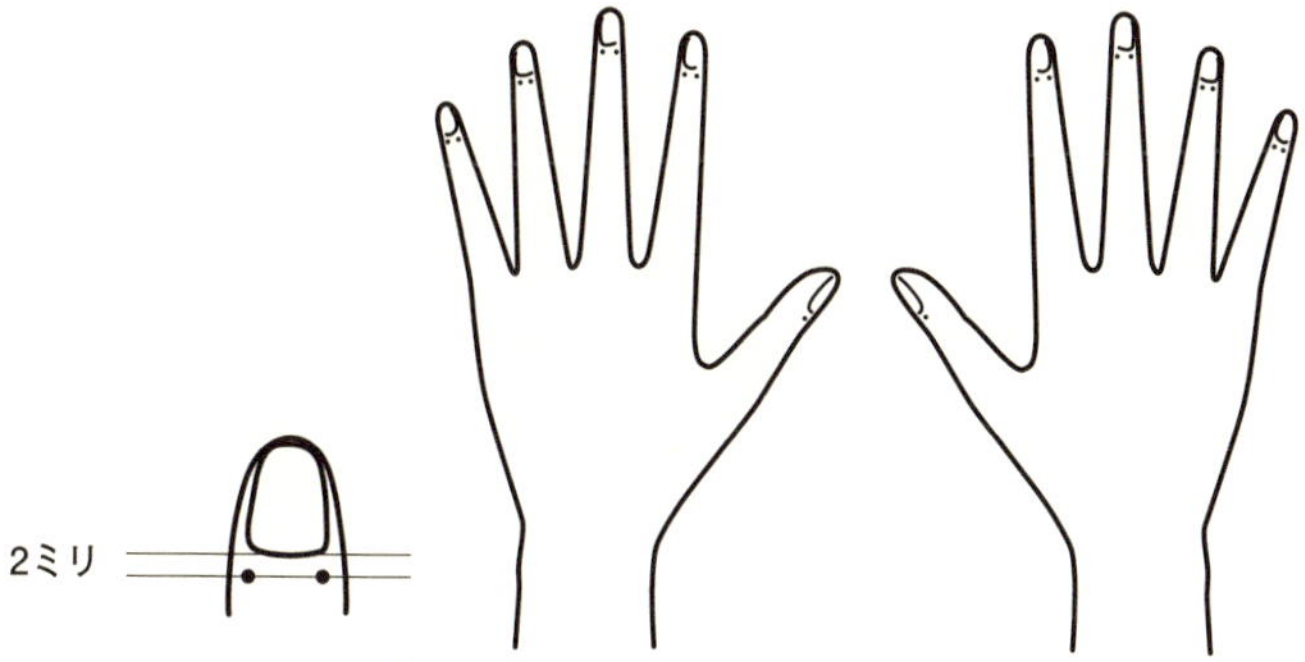

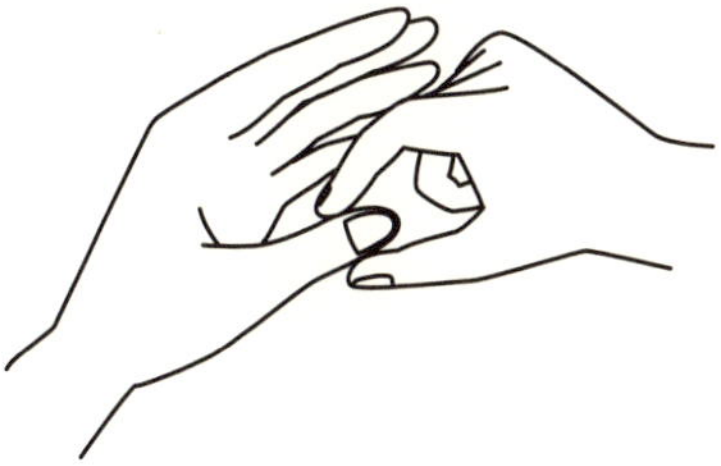

爪の生え際を、反対側の手の親指と人差し指で両側からつまみ、押しもみする。両手の 10 本の指を、それぞれ 10 秒ずつ、「痛いけれど気持ちいい」という程度の強さで刺激する。これを１セットとして、１日３セットまでを目安に毎日続ける

症状や痛み、病変が現れるのです。なかでも、気の巡りの滞《とどこお》りこそが、万病の元と考えられています。

気の通り道は、ツボのネットワークである経絡《けいらく》です。私たちの体には、14本の経絡が走っていますが、そのうちの12本が、手足の爪のつけ根にある井穴《せいけつ》というツボで終わっています。爪もみは、気の出入り口である井穴を刺激することで、経絡を通じて全身の気の巡りをよくするのです。

また、指先には、神経と毛細血管が密集し、動静脈吻合《どうじょうみゃくふんごう》（動脈と静脈が毛細血管を介さずにつながっている部分）まであります。さらに、皮膚から近いところに血管があるため、血管をしっかりマッサージできます。そのため、指先全体を刺激する爪もみは、全身の血の巡りを改善するのに最適なのです。

さきほど述べたように、こうして、気と血の巡りをよくすれば、おのずと水の巡りも促され、全身の気・血・水が整っていきます。

難聴や耳鳴り、めまいをはじめとする、首から上の症状の改善には、特に、血と水の巡りが重要です。なぜでしょうか。首には、他の部位とは異なる、特別な事情があるからです。

普通、新鮮な血液を運ぶ動脈と、老廃物《ろうはいぶつ》を含む血液を運ぶ静脈では、静脈のほうが太くできています。しかし、首にある頸《けい》動脈と頸静脈では、それが逆です。脳は、体の中で最もエネルギーを使う場所なので、常に新鮮な血液が届き、いったん入った血液がプールされやすい状態になるよう、動脈のほうが太くなっているのです。

首では、静脈が細いかわりに、「リンパ節」が発達しています。リンパ節とは、老廃物の排出を促して、体を異物から守る免疫機能《めんえききのう》をつかさどる器官です。耳鳴りや難聴を改善するためには、血液とリンパ液の循環が重要だというのは、このような事情があるからです。

最後にもう1つ、足の裏と同様に、手や指にも反射区《はんしゃく》（内臓や器官と関係した部位の集まった区域）があることはご存じでしょうか。

1本の指にも全身の反射区があり、指先から第1関節までが、頭部に対応します。この反射区の理論から見ても、爪もみが首から上の症状に効果的である理由がわかります。

耳鳴りや難聴などの不快症状にお悩みのかたは、ぜひ爪もみで撃退してください。

*髙木智司先生のプロフィールは73ページ参照

わきの下をもむ

首と肩のこりが取れ耳鳴り・難聴が劇的に改善

青山・まだらめクリニック自律神経免疫治療研究所院長
班目健夫

僧帽筋だけをもんでも効かない

耳鳴りや難聴《なんちょう》には、肩や首のこりが大いに関係しています。肩や首の筋肉が緊張すると、耳への血流が滞ります。すると、鼓膜《こまく》がピンと張って振動が減少し、結果的に音の聞こえが悪くなるのです。

また、肩や首、頭にかけて鬱血《うっけつ》（静脈の血液がたまった状態）が起こると、静脈に吸収されるはずのリンパ液の流れも滞《とどこお》ります。その結果、耳の奥の内耳《ないじ》に水がたまって、耳の聞こえと、体のバランスにかかわる平衡感覚《へいこうかんかく》をつかさどる聴神経《ちょうしんけい》に不都合をきたして、耳鳴りや難聴、めまいが発症しやすくなるのです。

そこで、肩や首のこりをほぐすことが、重要になります。ところが、多くの人は主

◎耳鳴りや難聴に関係のある筋肉

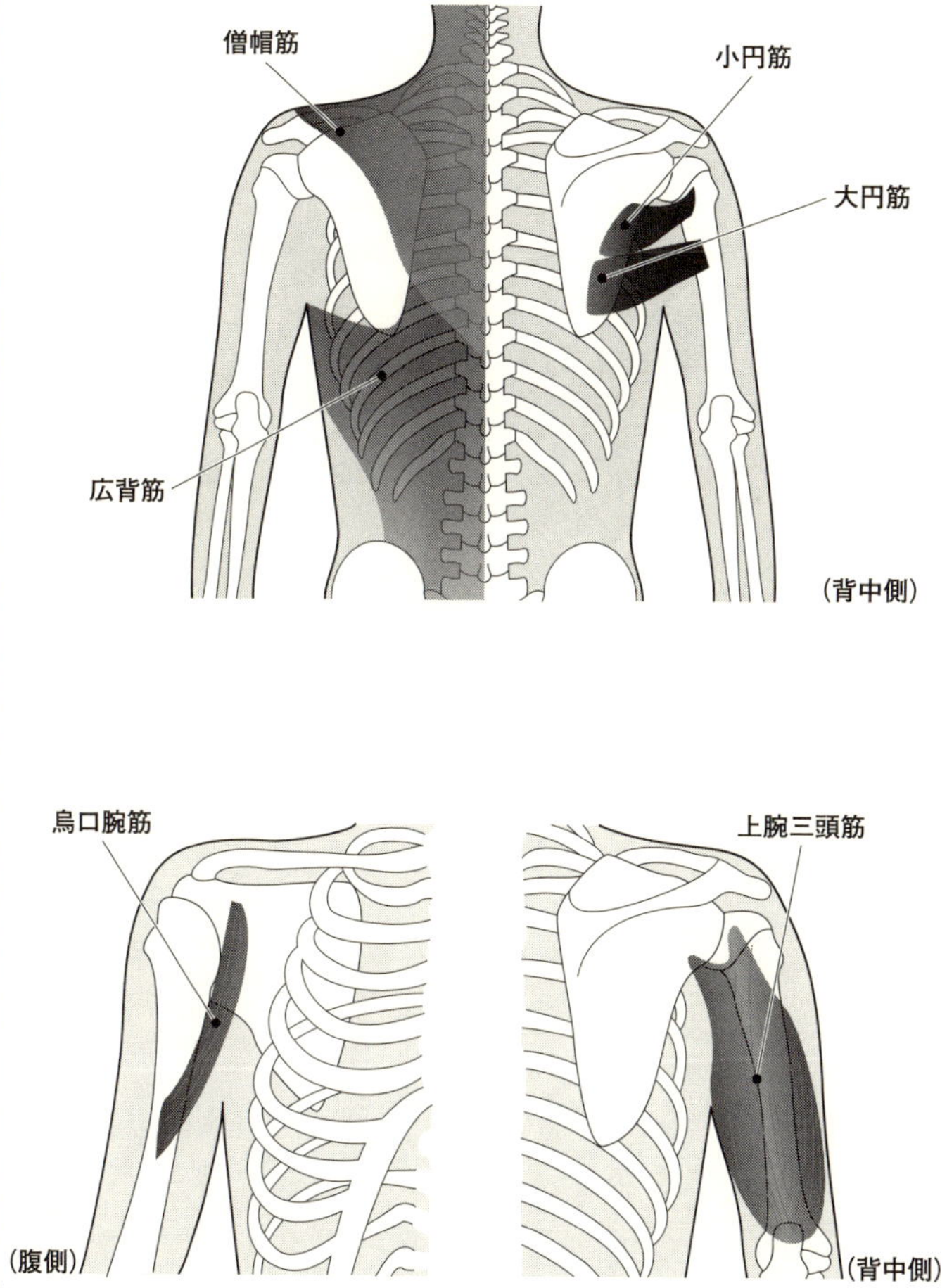

に僧帽筋《そうぼうきん》だけをほぐそうとします。僧帽筋とは、首の後ろから肩、背中にかけての大きな筋肉ですが、ここだけをもんでも、あまりこりを取ることはできません。

では、どこをもみほぐしたらいいのでしょう。それは、肩関節周辺の筋肉です。ただ、肩関節の周りにはたくさんの筋肉があるので、すべての筋肉をほぐすのは大変ですし、技術的にも困難です。

そこで、腕を内側や外側に回す動きにかかわる大円筋《だいえんきん》、小円筋《しょうえんきん》、烏口腕筋《うこうわんきん》、上腕《じょうわん》三頭筋《さんとうきん》、広背筋《こうはいきん》をもんで刺激します。これら5種類の筋肉をほぐせば、連動して肩関節周辺の筋肉すべてが緩み、首や肩のこりが解消されるのです。

この5種類の筋肉をもみほぐすには、わきの下をもむ「わきもみ」が効果的です。もみ方を説明しましょう。バンザイをした姿勢で、わき毛の生えている上端と下端が、特に大事なポイントです。上から下に向かって10センチくらいの範囲をもみほぐします。わきの下に親指を当て、背中側に残り4本の指を当て、挟むようにして、親指でわきの下をもみます。こりを見つけたら、念入りにほぐしましょう。

本当は、腕を上げていたほうが筋肉の位置がわかりやすいのですが、それでは筋肉の緊張を緩めることができません。そのため、腕を下ろしたままもみます。

◎わきもみのやり方

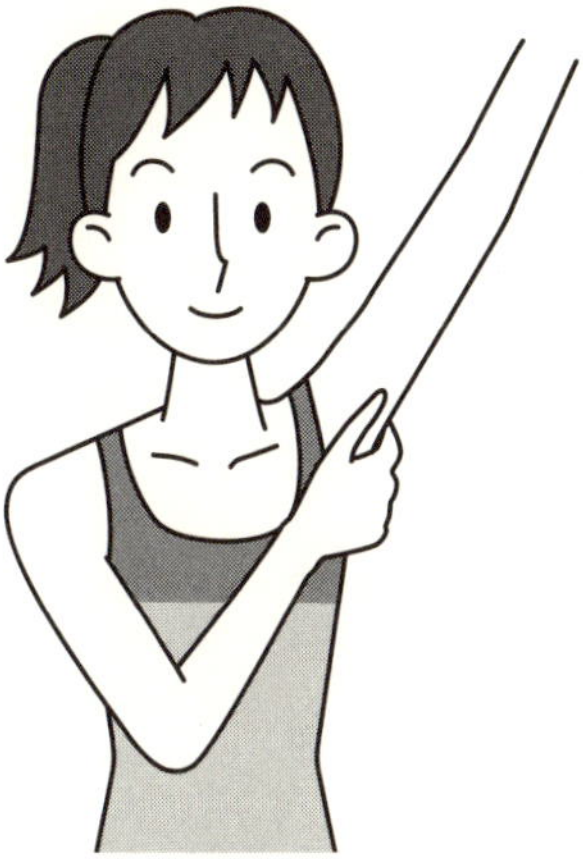

❶ 腕を上げ、わき毛の生えている上端に反対側の手の親指を当てる。背中側に、残り 4 本の指を当てる

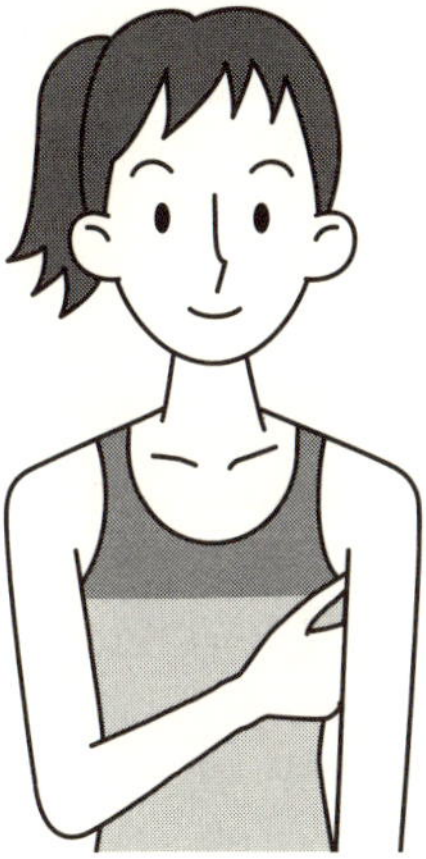

❷ 腕を下ろし、親指でわきの下をもむ。少しずつ位置をずらしながら、わき毛の生えている下端まで、もみほぐしていく

※左右それぞれ 1~2 分を目安に、1 日 2~3 回行う

わきもみは、肩関節の周りについている多くの筋肉を刺激できます。すると、拮抗《きっこう》筋《きん》の関係にある筋肉を刺激する効果も出るのです。拮抗筋とは、関節を動かしたときに、片方が収縮したときに、片方が弛緩《しかん》するという関係にある筋肉です。わきもみをすると、わずかな刺激でも広い範囲に効果が及ぶというメリットがあります。そのため、首から肩のこりも、効率よくほぐすことができるのです。左右それぞれのわきを1~2分を目安にもみ、それを1日2~3回行いましょう。

わきもみは、お風呂に入っているときに行うと効果的です。さらに効果を上げる方法として、入浴前に、わきの下にドライヤーの温風を当てることがお勧めです。わきの下から指1本分くらい離れた位置からドライヤーをかけて、一瞬、「熱い」と感じたら、温風を止めましょう。ヤケドにじゅうぶん注意してください。その後、お風呂でわきもみをすると、こりがほぐれて、血液やリンパ液の流れがよくなります。

リンパ液の巡りがよくなり難聴が改善

わきもみを実行し、めまいや難聴などが改善した人の例を紹介しましょう。

34歳の女性Aさんは、20年来、めまいと頭痛に悩んでいました。最近になってその症状がひどくなってきて、耳の聞こえも悪くなってきたため、当院を受診されました。私が診察をすると、この女性のこめかみの辺りに顕著《けんちょ》なむくみがあり、肩もかなりこっているとわかりました。

おそらく、ひどい肩こりによって、血流やリンパ液の流れが悪くなっていたのでしょう。そのため、耳の内部に水がたまり、めまいや頭痛、難聴を引き起こしたのだと考えられました。そこで、自宅でのわきもみを勧めました。

長年の悩みが、「わきの下をもむ」ことで改善するとは、Aさんも最初は半信半疑だったようです。でも、毎日の入浴時に一生懸命わきもみを行ったところ、まず、肩のこりが格段に楽になり、効果を実感できたとのこと。引き続き、毎日実行していたら、めまいや頭痛、難聴がかなり軽減したことを伝えてくれました。首と肩のこりが改善し、血液やリンパ液が頭部にもスムーズに巡るようになったからでしょう。

このわきもみは、入浴時だけでなく、トイレに入っているときやテレビを見ているときなど、ちょっとした時間があればいつでも簡単に実行できます。耳鳴り、難聴、めまいのほか、耳閉感《じへいかん》（耳の詰まり）などの症状も改善します。お試しください。

＊班目先生のプロフィールは67ページを参照

頭皮マッサージ
慢性化していても効果大！震災後の耳鳴り、めまいも改善

健康増進クリニック副院長　**加藤直哉**

即効性があり難聴にも着実に効く

難聴《なんちょう》、耳鳴り、めまいは、西洋医学的な治療では、じゅうぶんに対応できないたぐいの病気の1つでしょう。こうしたやっかいな症状にも効果を発揮するのが、私が治療に使っている山元式新頭針療法《やまもとしきしんとうしんりょうほう》です。これは、山元敏勝《やまもととしかつ》医師が開発された鍼《はり》治療で、主に頭部にある治療点を使って、全身を治療するものです。

即効性を現すのが特長で、特に痛みや神経症状、精神疾患《しっかん》に効果を発揮します。難聴や耳鳴りといった症状にも、実際に頭針治療を行うことで、着実に効果を上げることができます。

ここで紹介する頭皮マッサージは、もともとは、頭針治療の効果を長持ちさせる補

助療法として考案したものです。クリニックで鍼治療を行うかたわら、患者さんに自宅で頭皮マッサージをやってもらうようにしています。こうして併用すると、より高い治療効果が得られることがわかっています。また、鍼を打たずに、頭皮マッサージを行うだけでも、毎日、継続的に行うことで、ある程度の効果が期待できるでしょう。

それでは、やり方を説明しましょう。

最初に、体全体の調子を整えるために、全身調整のための基本の頭皮マッサージを行います。

この基本のマッサージでは、目頭と頭頂部を結ぶ2本のライン上を刺激します。ここには、目、鼻、口に対応する感覚点《かんかくてん》や、大脳、小脳、脳幹《のうかん》に対応する脳点《のうてん》、さらには12の経絡《けいらく》（気《き》という生命エネルギーの通り道）、脳神経に対応する内臓《ないぞう》・脳神経点《のうしんけいてん》などが分布しています。

❶両手の親指の先を、鼻のつけ根のくぼみに当てます。まっすぐに指先をすべらせながら頭頂部まで、少し痛みを感じる程度に刺激しましょう。

このとき、両手の親指と親指の間隔は約2センチに保ち、途中、特に痛みを感じる場所があれば、痛みが和らぐまでそこを押しましょう。
❷頭頂部に到達したら、そのまま同じラインを押し下げながら、スタート地点に戻ります。

①～②を、ゆっくり息を吐きながら、10往復します。

続いて、耳のツボを刺激する頭皮マッサージを行います。

耳のさまざまな症状を改善するのに有効な新しいツボが、耳の周囲に3つあり、私たちは、そこに鍼を打ちます。

3つのツボは、耳の周囲に点在していますが、次の頭皮マッサージを行うと、耳のツボを有効に刺激できるのです。

❶まず、両手の手のひらを10秒間こすり合わせます。そうすることで、手のひらの中央にある労宮《ろうきゅう》のツボから気が出やすい状態を作ります。手のひらが温かくなったら、手のひらの中央を耳の穴に当ててください。ツボから出た気が耳の中へ入っていくイメージです。そのまま手のひら全体で圧をかけ、耳やその周囲を圧迫しましょう。10回くり返します。
❷続いて、耳に当てた手はそのまま、10本の指を、第1関節（最も指先寄りの関節）

で折り曲げてください。第2関節、第3関節が多少折れてもかまいません。つまり、各指の指先を立てるわけです。このとき曲げた指先が当たる場所が、耳にとって重要なツボになります。その位置で、指を曲げたまま指先でぐーっと頭を押し込んでください。「痛いけれど気持ちいい」という強さで10回押しましょう。

これを1セットとします。

基本の頭皮マッサージと、耳のツボを刺激する頭皮マッサージを合わせて、1日2～3セットを目安に、毎日継続して行いましょう。

静かな場所でかすかに聞こえる程度にまで改善

ではここで、基本の全身調整と耳のツボ刺激の頭皮マッサージ、頭針治療を行うことで、耳鳴りや難聴が大きく改善した例を紹介しましょう。

1人目は、70歳代の女性Aさんです。

2011年3月の東日本大震災がきっかけとなって、左耳の耳鳴りが始まりました。耳鳴りがガンガンと響き、夜もろくに眠れないほどで、睡眠薬に頼ることもあるといいます。また、めまいの症状も出ており、気分が悪くなり、フラフラッとすることがときどきありました。

さらに、Aさんには、膀胱神経症《ぼうこうしんけいしょう》という病気もありました。これは、心理的緊張により尿意を催し、そのことに強くこだわってしまう病態です。少しでもトイレに行きたいと思うと、我慢ができなくなるのです。

この病気になると、バスや電車に乗るのが大変苦痛になります。「バスに乗っている間にトイレに行きたくなったらどうしよう」と、すでにその時点で尿意を催すからです。この病気にかかると、とても旅行などには出かける気が起こりません。

Aさんが初めて受診したのは、２０１２年の1月ですが、頭針治療を行いながら、ご自分でも基本と耳のツボ刺激の頭皮マッサージを行ってもらいました。

すると、4月ごろには、耳鳴りの出る時間が少なくなり、眠れるようになってきました。膀胱神経症も、よくなりつつありました。そして6月には、ドイツへ旅行に出かけ、元気に帰ってきました。

現在、耳鳴りはかなり小さくなっているとのこと。睡眠薬を飲まずに眠れる日が増え、ときおり出ていためまいの症状も解消し、膀胱神経症も改善してきたため、本当に元気になりました。

◎頭皮マッサージのやり方

〈基本の頭皮マッサージ〉

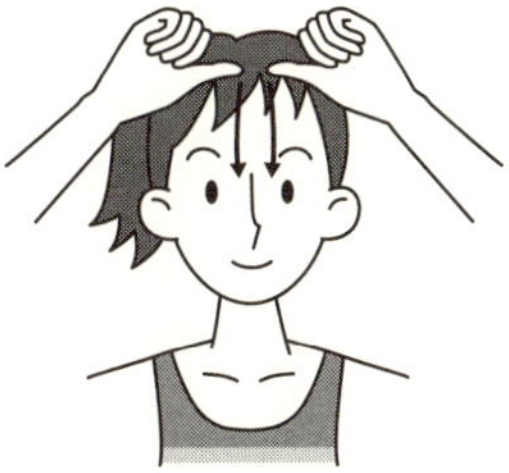

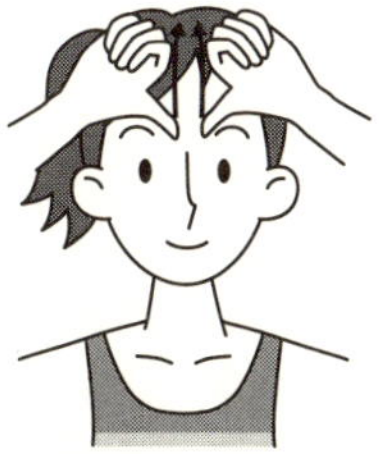

❷ 頭頂部に達したら、そのまま同じラインを押し下げながら、スタート地点に戻る

※ゆっくり息を吐きながら、10往復する
※これを1セットとして、1日2〜3セット行う

❶ 両手の親指の先を、鼻のつけ根のくぼみに当てる。

指先を頭頂部に向かって滑らせながら、少し痛みを感じる程度に刺激する。指の間隔は約2センチに保ち、途中、特に痛みを感じる場所があれば、そこを痛みが和らぐまで押す

〈耳のツボを刺激する頭皮マッサージ〉

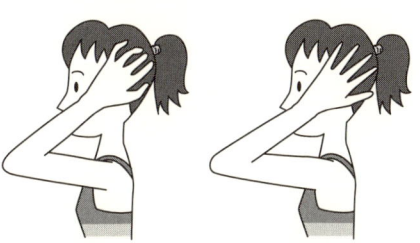

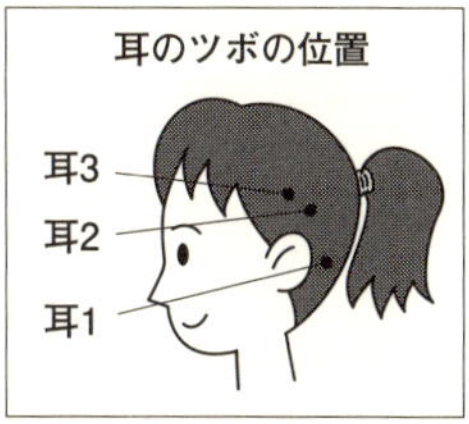

❷ 各指を曲げて、指先でぐーっと頭を押し込む。「痛いけれど気持ちいい」という強さで、10回押す

❶ 左右の手のひらを10秒間こすり合わせる。

手のひらが温かくなったら、手のひらの中央を耳の穴に当てる。そのまま手のひら全体を押しつけ、耳やその周囲を圧迫する。10回くり返す

※これを1セットとして、
1日2〜3セット行う

あきらめていた耳鳴りに効いて驚嘆

2人目は、60歳代の女性Bさんです。

Bさんは初診時、「半年前から、左の肩がまったく上がらない」と訴えて来院しました。大好きな水泳や太極拳《たいきょくけん》ができずに、困っているとのこと。

最初の頭針治療で、肩こりが劇的によくなり、水泳や太極拳が可能になりました。それに感激したBさんが打ち明けたのが、耳鳴りの相談でした。実は、もう10年来、両耳のひどい耳鳴りに悩まされ、半ばあきらめているというのです。

そこで、頭針治療を行い、自宅での頭皮マッサージを指導したところ、2ヵ月ほどで耳鳴りがかなり改善しました。

1日3セット、自分で頭皮マッサージを実行していますが、耳鳴りが始まったときにも、刺激を行っているそうです。すると、耳鳴りがかなり落ち着くといいます。こうした点から見ても、頭皮マッサージは、即効性があるといっていいでしょう。

3人目は、50歳代の男性Cさん。Cさんは、左肩の骨折と腰痛で来院しました。左肩が軽くなり、腰痛もよくなったため、「ひょっとしたら耳鳴りも治りますか」と、

Cさんがいいだしました。右耳に耳鳴りがあり、もう10年ほど続いているとのこと。

Cさんの場合、頭皮マッサージをお教えして、頭針治療はまだ1度しかしていません。しかし、早くも「少し耳鳴りがよくなった気がする」と、Cさんは明るい声で話していました。今後、改善が期待できます。

耳鳴りの症状を訴えるかたは、10年20年といった長期間悩んできたケースが大半です。慢性化した耳鳴りでも、頭皮マッサージを行うことで効果が現れます。

慢性化している場合には、よくなるまでにある程度の時間が必要ですが、それでも2〜3ヵ月で効果が出ることが多いようです。

慢性化する前であれば、より早い効果が期待できます。また、体験例にもあったように、耳鳴りが起こっている最中に頭皮マッサージを行うと、非常に有効です。

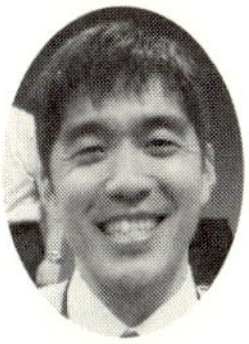

かとう・なおや 琉球大学医学部卒業後、新生児特定集中治療、重症心身障害児施設などの勤務を経て、小児科専門医を取得。その後、内科やペインクリニック、介護療養病床に数年勤務。現在は、山元式新頭針療法を中心とした伝統的治療と補完代替医療を融合した日本式統合医療の実践を目指している。

1円玉療法

耳の周囲と首の後ろに1円玉を貼るだけで早期に改善

弘漢療法院院長　川村昇山

だいたいの位置に貼ればよい

耳鳴りとは、周囲は静かなのに、耳や頭の中で音が聞こえる状態をいいます。

耳鳴りの多くは時間がたつと治まるため、わざわざ病院へ行くのはめんどうだと思う人もいるかもしれません。実際に、過労やストレス、睡眠不足などが原因で、一時的に生じる耳鳴りもあります。しかし耳鳴りは、脳卒中や高血圧、悪性腫瘍《あくせいしゅよう》などの病気の兆候である場合も少なくありません。何度も耳鳴りをくり返したり、長時間続いたりするようであれば、医師に相談することをお勧めします。

慢性化すると完治が難しいといわれる耳鳴りも、「1円玉療法」で改善します。特に、耳鳴りと同時に、首に強い痛みを覚えるような人は、効果を得やすいようです。

用意する物は、できるだけきれいな1円玉と、サージカルテープ（医療用テープ）だけです。

基本的な貼《は》り方を説明しましょう。よく洗った1円玉の側面で、貼る場所をほんのり赤くなる程度までこすります。その後、1円玉の角で同じ場所をやや強めに10秒ほど押しましょう。あとは1円玉をテープで貼るだけです。

注意点としては、テープかぶれを起こさないように、1日1回入浴時などに貼り替えることと、1円玉を貼っているときに磁気製品の使用を避けることです。磁気製品によって、生体磁気（後述）のバランスがくずれるためです。

症状や病気によって、1円玉を貼る場所は異なります。耳鳴りの場合、耳の周りと首の後ろにある、耳門《じもん》、完骨《かんこつ》、天柱《てんちゅう》、翳風《えいふう》の4つのツボに1円玉を貼ります。

耳の穴のすぐ前方に耳珠《じじゅ》という柔らかい出っ張りがあります。耳門は、この耳珠のすぐ前の、やや斜め上です。その辺りを指で触ると、あごの関節に触れます。その関節の上部のへりが耳門です。

完骨は、耳の後ろにある乳様突起《にゅうようとっき》という小さな骨の出っ張りの下端から、後ろのへりに沿って1～2センチほど上がった位置にあるツボです。指で押すと、鋭い痛み

◎耳鳴りに効く１円玉の貼り方

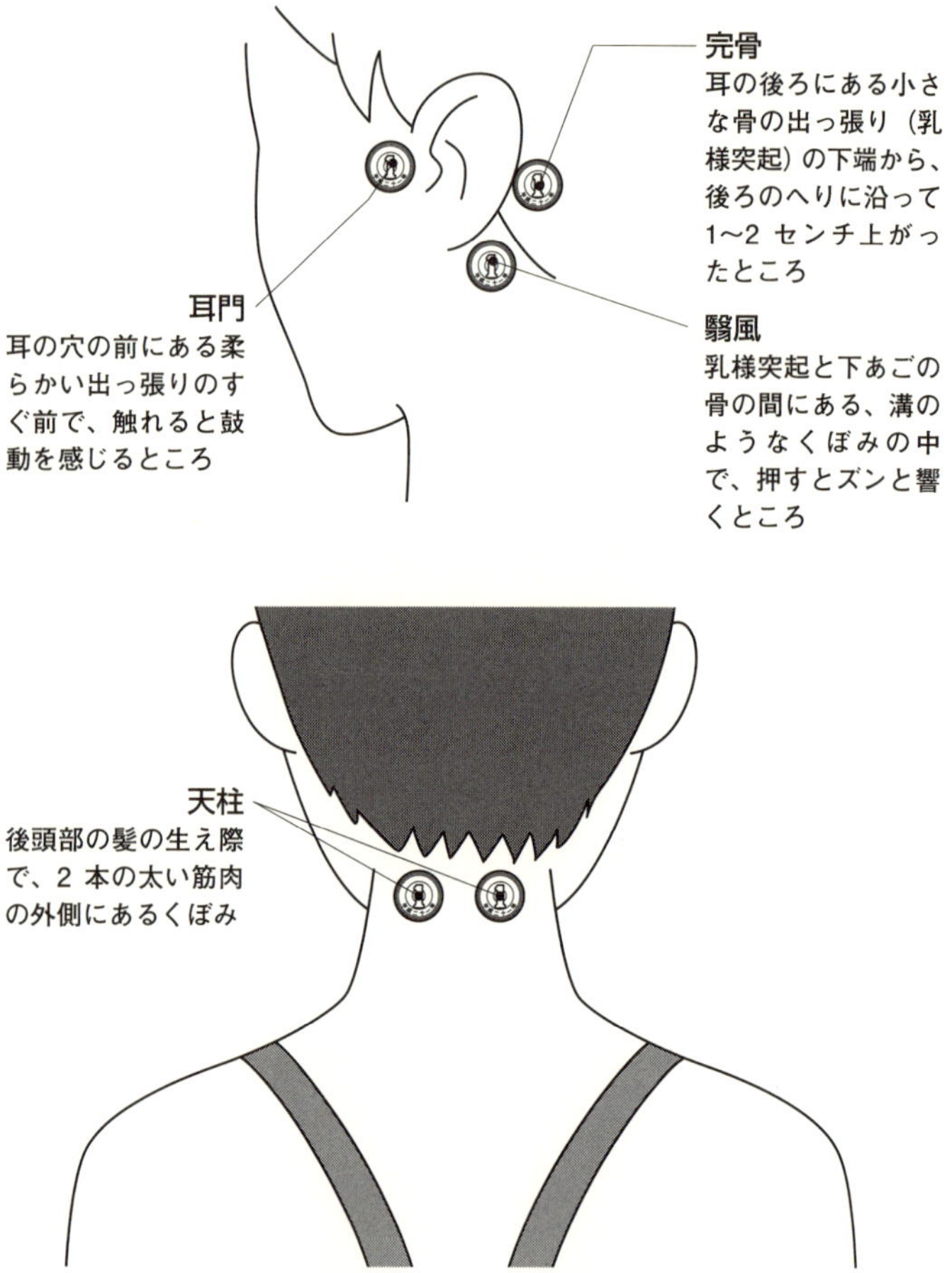
完骨
耳の後ろにある小さな骨の出っ張り（乳様突起）の下端から、後ろのへりに沿って1～2 センチ上がったところ
耳門
耳の穴の前にある柔らかい出っ張りのすぐ前で、触れると鼓動を感じるところ
翳風
乳様突起と下あごの骨の間にある、溝のようなくぼみの中で、押すとズンと響くところ
天柱
後頭部の髪の生え際で、2 本の太い筋肉の外側にあるくぼみ

を感じます。

乳様突起と下あごの骨との間には、溝《みぞ》のようなくぼみがあります。そのくぼみの中で、押すとズンと痛みが響くところにあるのが翳風です。

首の後ろの真ん中のくぼみの両側には、縦に走る太い筋肉があります。この筋肉の外側のへりを上にたどり、頭の骨に当たった位置が天柱です。

これらのツボは、正確な位置にこだわる必要はありません。1円玉の直径は2センチもありますので、だいたいの位置に貼るだけでツボをカバーすることができます。

1円玉は、耳鳴りのある側のツボに貼ります。両耳に耳鳴りがある場合は、左右とも貼ってください。早ければ2〜3日で効果が現れます。耳鳴りが気にならなくなるまで貼り続けましょう。昼間貼りにくい人は、夜、寝ている間だけでもかまいません。

鍼灸治療と同等の効果が得られる

なぜ、ツボに1円玉を貼ることで、耳鳴りが改善するのでしょうか。

東洋医学では、「気《き》」の巡りが乱れると、万病が生じるとされています。私は、気を、物質を構成する分子や原子が帯びている「磁気《じき》」だと考えています。

あらゆる物質は分子でできており、分子は原子で構成され、原子はさらに原子核と電子でできています。電子はマイナスの電気を帯び、磁気を生じさせます。

私たちの体も分子でできているので、当然、微弱な磁気を帯びています。これを「生体磁気」といいますが、私はこれこそが「気」だと考えているのです。

環境や生活習慣が乱れると、体内で、マイナスの電気を持つ電子の均衡がくずれ、1ヵ所に電子が異常に集まります。その結果、生体磁気のバランスがくずれ、病気や不調が現れると考えられるのです。

鍼灸《しんきゅう》治療で不調が改善するのも、磁気の理論で説明できます。

鍼を皮膚に刺すと、皮膚の表面に傷がつき、損傷電流という電流（マイナスの電気を持った電子の流れ）が生じます。また、鍼の素材である金属には、電子を放出してプラスの電気を持つイオン（電気を帯びた原子）になろうとする「イオン化傾向」という性質があります。つまり、鍼を打つと、皮膚の表面がマイナスの電気を強く帯びることになるわけです。

皮膚表面がマイナスの電気を帯びると、内部は逆にプラスの電気を強く帯びるようになります。その結果、病気や不調の原因となる「マイナスの電気を持つ電子の異常な偏り」が正され、生体磁気のバランスが整って、症状改善につながるのです。

1円玉療法は、こうした鍼灸治療と同等の効果が得られます。

1円玉は、イオン化傾向の強いアルミニウムでできています。イオン化傾向が強いということは、マイナスの電気を帯びた電子を放出する量が多いということです。つまり、皮膚の表面に1円玉を当てるだけで、鍼を打ったときと同じように、皮膚の表面がマイナスの電気を、内部がプラスの電気を帯び、その結果、体内の生体磁気のバランスが整って、不調が改善すると考えられるのです。

ただし、1円玉療法は症状を改善するだけで、病気や不調の原因を治療するものではありません。冒頭でも述べたように、耳鳴りが長く続いたり、突然耳の聞こえが悪くなったりした場合は、必ず医師の診察を受けてください。

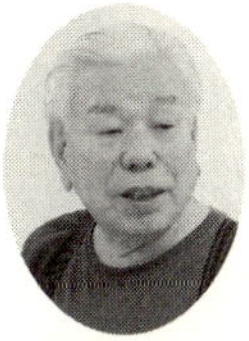

かわむら・しょうざん　１９２８年、北海道生まれ。50年以上に及ぶ東洋医学、電磁気、イオン、磁場による病理研究は、西洋医学界からも高い評価を受けている。

脳天ブラシ

頭頂部をブラシでたたくと気の流れがよくなり耳鳴りが軽快

西田順天堂内科院長　西田皓一

消化機能を促進し虚弱体質を改善

私は内科医として西洋医学による診療を行いながら、鍼灸《しんきゅう》による治療なども併用し、東洋医学についての研究を続けてきました。耳鳴りなどの症状は、どちらかといえば、西洋医学の苦手とする分野かもしれません。

耳鳴りなどに対して西洋医学的な治療を行っても、なかなか改善しないケースが少なくありません。そうした場合に、ぜひ試してほしいツボを紹介しましょう。

耳鳴りが起こりやすい人というのは、多くの場合、東洋医学でいうところの虚弱体質を指す「腎虚《じんきょ》」であったり、胃腸の働きが弱い「脾胃《ひい》の虚」だったりします。

こうしたタイプの場合、まずは食事に注意して胃腸の状態を改善し、体質改善を図ることが大切です。

それとともにお勧めしたいのが、ツボ刺激です。ツボを刺激することによって、気《き》の流れがよくなります。気とは、東洋医学でいうところの「生命エネルギー」の一種です。全身にエネルギーが巡ることで消化機能が向上し、虚弱な状態を改善することが期待できます。

全身の気の流れをよくする特効ツボとして、まずは頭頂部にある百会《ひゃくえ》のツボを刺激しましょう。

百会は、体の左右中央の線と、両耳の上端を結んだ線の交わるところにあります。つまり脳天です。百会を中心に、その周辺も含めて、ヘアブラシなどを使い、軽くトントンとたたいてみましょう。「頭皮が軽く赤くなるまで」「頭皮が温かくなるまで」というのが1つの目安です。時間にすれば、1〜2分でしょうか。たたいているうちに、軽く耳鳴りを感じることもありますが、気が巡り始めたときに起こる一時的なものなので、心配いりません。

百会の前後左右(それぞれ指幅2本分外側)には、四神聡穴《ししんそうけつ》というツボがあります。四神聡穴脳天をヘアブラシでたたくことで、このツボも刺激することになります。

は、イライラやストレスの解消に役立つツボとされ、ここを刺激することによって、耳鳴りを改善する効果をより高めることができます。

セミのような耳鳴り、イライラ、不眠が改善

次に、耳鳴りに有効なツボを紹介しましょう。

いずれも、首の後ろ側にあります。天柱《てんちゆう》、風池《ふうち》、翳風《えいふう》、完骨《かんこつ》という4つのツボです。いずれも、左右で対になっています。

ツボの見つけ方を説明しましょう。天柱は、まず後頭部と後ろ首の間にあるくぼみ（ぼんのくぼ）を探してください。くぼみの両側に、縦に走る2本の太い筋肉がありますす。天柱は、その筋肉の外側のへりにあります。風池は、天柱のツボから指幅1本分外側にあるくぼみ、翳風は耳たぶの後ろのくぼみです。完骨は、耳の後ろにある出っ張った骨（乳様突起《にゆうようとつき》）の後ろ側にあるくぼみに位置します。いずれのツボも、押すと響くような感覚を覚えるでしょう。

これらのツボは、手の親指で刺激します。ツボに親指の先を当て、耳に向かって押し込んでください。耳にズシーンと響くような反応があれば、よく効いている証拠で

◎脳天ブラシのやり方

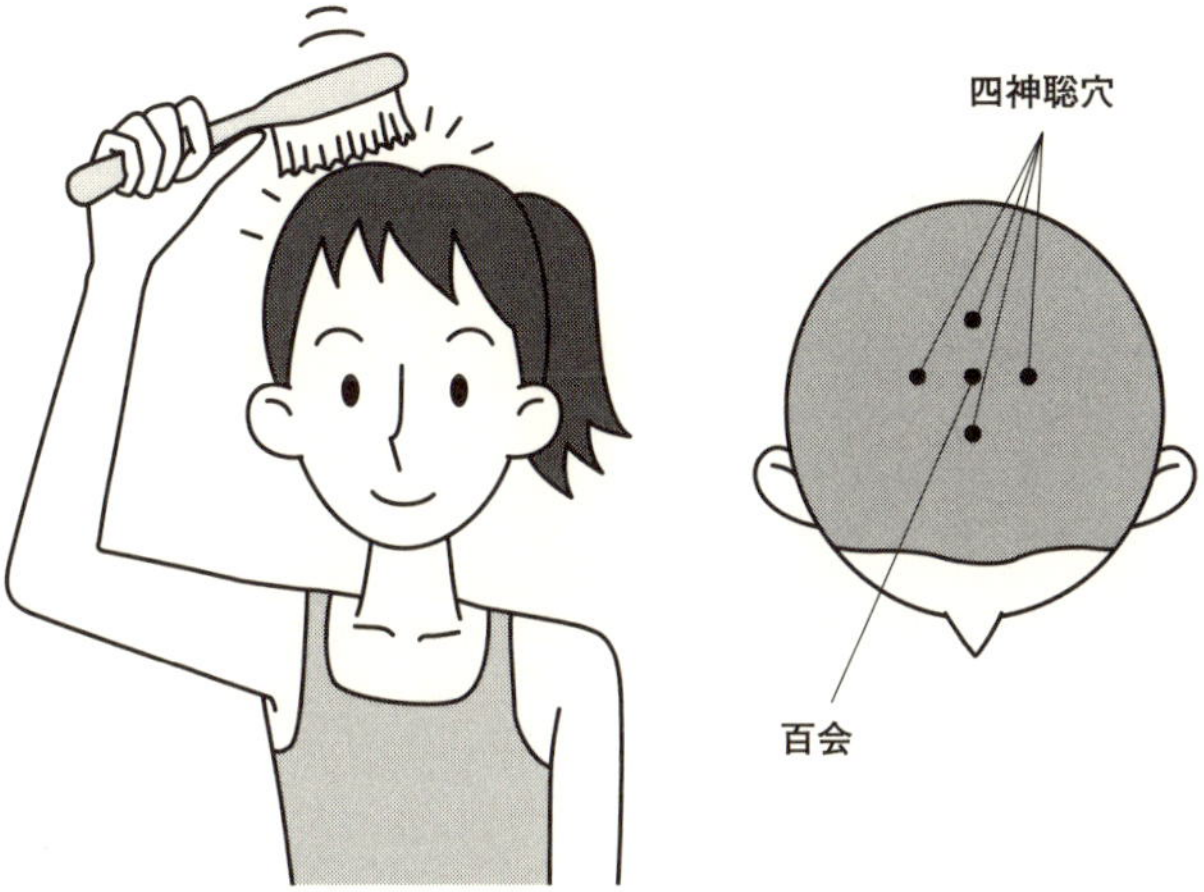

百会を中心に、その周辺をヘアブラシなどで軽くトントンと1〜2分たたく

◎耳鳴りに有効なツボ

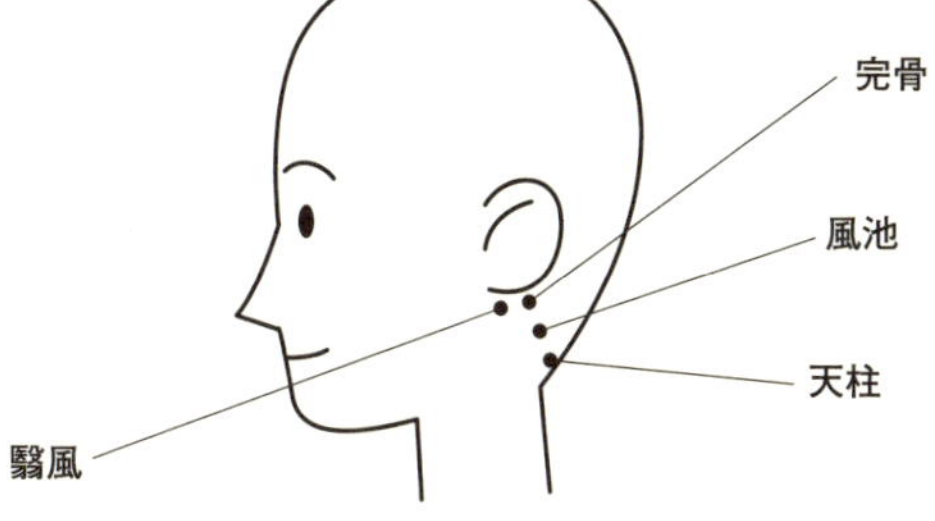

左右それぞれの位置に手の親指を当て、耳の方向へ押し込む。それぞれのツボを1分ずつ刺激する

す。それぞれ、1分程度刺激しましょう。片方ずつ行っても、両側同時に刺激しても、どちらでもけっこうです。4つのツボのうちでも、特に押して響いたり、圧痛のあったりするところを、さらに重点的に刺激するといいでしょう。

この刺激は、実際に耳鳴りが起こっているときに行ってかまいません。また、耳鳴りが出ていないとき、毎日継続して行えば、予防に役立つでしょう。

実際に、鍼灸によるツボ療法で耳鳴りが改善した症例を紹介しましょう。刺激したのは、今回紹介したツボとほぼ同じです。

まず、10数年前から両耳に耳鳴りがあり、その影響で不眠にも悩まされ続けてきたというMさん（男性・71歳）です。鍼でツボ治療を行ったところ、すぐに耳鳴りが改善し始めました。数回の治療で耳鳴りがほぼ消え、不眠も解消してきたのです。

しかし、その約2ヵ月後、「また、耳鳴りが少し出てきた」と、Mさんは来院されたので、再度、鍼治療を行いました。その後は来院されることもなく、症状は治まっていると考えられます。

もう1人は、Kさん（男性・70歳）です。Kさんは、数年前から両耳の耳鳴りが始まりました。緊張したり、飲酒したりすると、耳鳴りが悪化。ジージーとセミの鳴くような音がして、うるさくてしかたなく、イライラと不眠が続いていました。Ｋさんには、都合7回の鍼灸治療を行い、左耳は完治。右耳も、気にならない程度まで改善しました。

Ｋさんの話によれば、鍼を打ったときに、「耳によく響くときはよく効いた」とのことでした。自分でツボを押す際も、やはり、それがコツとなるでしょう。

最後に、注意点を1つ。耳鳴りには、脳の病気や高血圧などの内科的疾患《しっかん》が隠れている場合があります。耳鳴りが続くときには、まず内科や耳鼻咽喉科などできちんと診察を受け、重大な病気がないことを確認してもらってください。

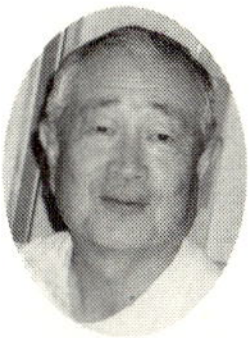

にしだ・こういち　1937年生まれ。神戸医科大学（現在の神戸大学医学部医学科）卒業後、神戸大学医学部循環器内科入局。74年、発作性頻脈の研究で医学博士取得。神戸労災病院内科勤務を経て、77年に西田順天堂内科を開設。西洋医学と東洋医学を治療に取り入れている。

耳もみ

自律神経を整える！
低体温を改善して耳鳴り・難聴を一掃

塚見鍼灸治療室院長
塚見史博

フランスの博士が提唱した医学が基礎

私の治療室では、患者さんの耳に鍼《はり》を打つ「耳鍼治療《みみばりちりょう》」を行うことによって、さまざまな成果を上げています。その背景にあるのが、「耳介医学《じかいいがく》」です。

耳介医学は、1951年に、フランスのノジェ博士が提唱したものです。耳には、脳を含め全身の多くの反射点《はんしゃてん》があるとされます。反射点とは、体の部位や臓器と対応した点のことです。そこを刺激することで、内臓や血管を調整する自律神経《じりつしんけい》の働きが整い、その結果、さまざまな疾患《しっかん》が解消するというのが、耳介医学の理論です。

耳には、いくつも反射点が存在しますが、私が最も重要視しているのが、星状神《せいじょうしん》経節《けいせつ》の反射点です。

実際の星状神経節は、首に存在しています。西洋医学的な治療では、星状神経節へ局所麻酔剤を注射すると、自律神経のうち、体を活動的にする際に働く交感神経《こうかんしんけい》の過剰な働きを抑制し、痛みを減じる効果があることがよく知られています。

この星状神経節と同様の効果がある反射点が、耳の穴の外側のへりに3つあります。それぞれ、上頸神経節《じょうけいしんけいせつ》、中頸神経節《ちゅうけいしんけいせつ》、星状神経節と呼ばれる反射点ですが、ここへの刺激を行うと、脳の血流が増加し、体温調節や内分泌《ないぶんぴつ》（ホルモン）の機能を高め、自律神経の調整もできるなどの効果が期待できます。

私は、患者さんの星状神経節の反射点に耳鍼治療を行うとともに、患者さんが自分で自分の耳を刺激する「耳もみ」という自己治療の方法を指導しています。耳もみで刺激するのも、星状神経節の反射点です。耳鳴り、難聴といった症状に大変有効です。

体調が悪い人の耳に触れると、たいてい耳がひんやりしています。体温を測ると、35℃台の人が少なくありません。それが、耳もみをやっているうちに、耳から肩の辺りがポカポカと温まってきます。3つの反射点への有効な刺激によって、脳の血流量が増大し、自律神経をつかさどる部位の働きも活発になると考えられるのです。

耳鳴りや難聴は、自律神経の働きの乱れも大きな原因の1つとされます。したがって、耳もみによって自律神経を調整することは、症状の緩和につながるのです。

耳もみを毎日続けることで、低かった体温が徐々に上がってくるでしょう。体温が36℃台になると、さまざまな体の不調が、たちまち消えていきます。耳鳴り・難聴以外にも、糖尿病や脂質異常症、ひざ痛、腰痛などにも効果を発揮します肩や首のこりなら、耳をもんでいるその場で、症状が軽くなっていくのがわかるでしょう。

耳もみのやり方を説明しましょう。両手のひらを、左右の耳に当て、斜め上にこすり上げます。手のひらが耳から離れる位置までこすり上げたら元の位置に戻るのを、ゆっくり3分間くり返しましょう。

次に、人差し指をまっすぐ伸ばし、爪を上にして耳の穴に入れます。そのまま親指を耳の裏側に当て、耳の穴の外側の軟骨を挟みます。ここに、先述した星状神経節などの反射点があるのです。人差し指と親指で、反射点を少し強めに20回もみほぐしましょう。1日1～2セット行います。

爪を短く切り、反射点をもむときは皮膚の表面をこすらないようにして、耳の穴の周辺を傷つけないように注意しましょう。

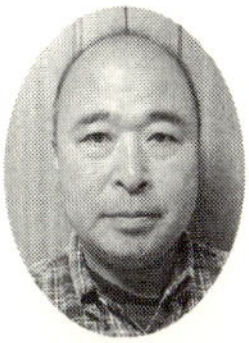

つかみ・ふみひろ　塚見鍼灸治療室院長。都内のメディカルクリニックに20年勤務。その後、自然治癒力を高めて疾患を根本から治す、塚見式耳針治療を確立。身体各所の痛みや生活習慣病の改善を中心とした治療に当たる。

◎耳もみのやり方

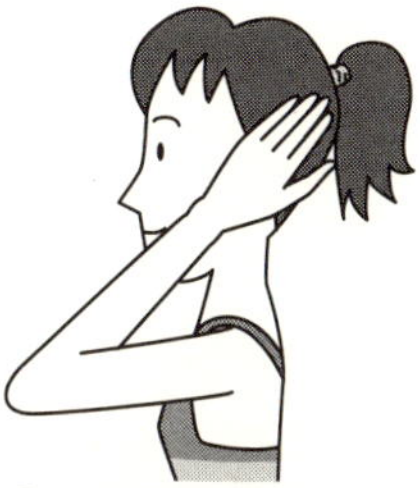

❶ 両手の手のひらを、左右の耳に当てる

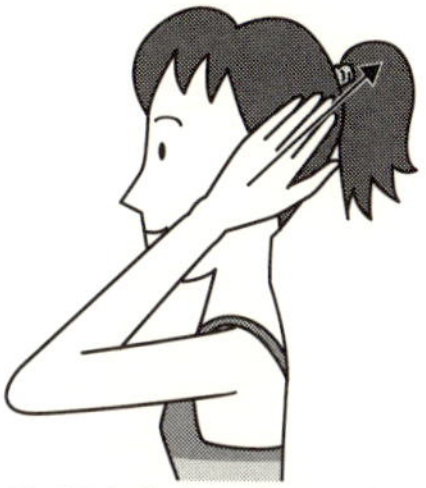

❷ 斜め後ろ上方にこすり上げる

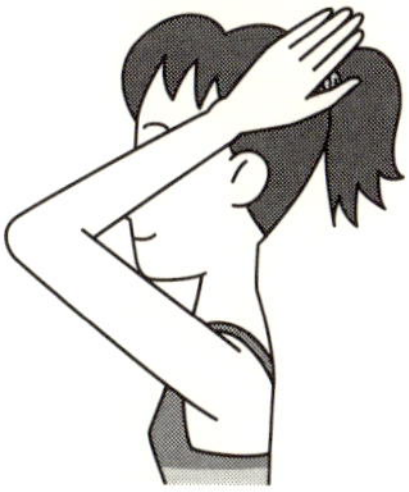

❸ 手のひらが耳から離れる位置までこすり上げたら、① の位置に戻る。①〜③をゆっくり 3 分間ほどくり返す

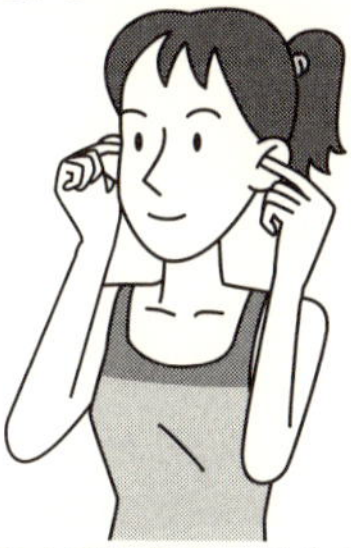

❹ 人差し指を、爪を上にして耳の穴に入れる
❺ 親指を耳の裏側に当てて、耳の穴の外側の軟骨を挟む
❻ 少し強めに20回もみほぐす。

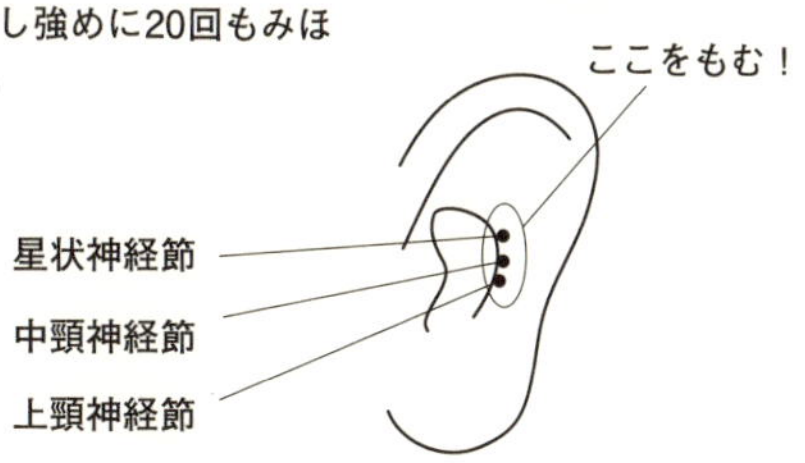

指ひねり

耳鳴りやメニエール病に効果大の薬指と小指の指ひねり

前・坂本均整施術所所長　坂本元一

ツボ刺激とほぼ同じ効果！

耳鳴りのある人は、指で数を数えるときのように、自分の指を1本ずつ曲げたり伸ばしたりしてみてください。薬指や小指が動かしにくかったり、曲げにくかったりしていないでしょうか。そういう違和感のある指を刺激すると、耳鳴りが改善することがよくあります。

両手の薬指と小指には、耳鳴りに関係の深い経絡《けいらく》が通っています。経絡とは、東洋医学でいう気《き》（一種の生命エネルギー）の通り道で、薬指には三焦経《さんしょうけい》、小指には心《しん》経《けい》と小腸経《しょうちょうけい》という経絡が通っています。

気の流れが滞《とどこお》ると、首が引きつれることがあります。耳の機能の低下は、首のこりや痛みなどの不調に起因していることが多く、三焦経が通っている首の部分には、天牖《てんゆう》や翳風《えいふう》という耳鳴りの特効ツボがあります。

一方、心経は体内の水分代謝に関係があります。水分代謝とは、体内で必要な水分を合成したり、不要な水分を処理したりする働きのことです。水分の代謝が悪くて内《ない》耳《じ》（耳の鼓膜《こまく》の奥）に水がたまっているときには、心経を刺激すると水が抜けていきます。心経が通っているひじ周辺には、少海《しょうかい》、青霊《せいれい》という耳鳴りによく効くツボがあります。

そこで、もし薬指に違和感があったり、首がこったりするようなら薬指を、小指に違和感があるなら小指を刺激してください。三焦経が通っている薬指を刺激すると、首のこりなどがよくなり、耳鳴りも改善するのです。心経が通っている小指を刺激すると、内耳の水分代謝がよくなって、耳鳴りが改善していきます。

薬指や小指への刺激は、三焦経、心経、小腸経の気の流れを整えるので、その経絡上にある耳鳴りのツボを刺激するのとほぼ同じ効果が得られるのです。

刺激法として、私は、指を左右にひねる「指ひねり」を皆さんに指導しています。やり方は次のとおりです。

【薬指の指ひねり】

薬指の爪の両側を、反対側の手の親指と人差し指で軽くつまみます。そのまま左右にひねるように回します。場所をずらして、第1関節（最も指先寄りの関節）、第2関節（指先から2番目の関節）も同じようにひねりましょう。

【小指の指ひねり】

小指も同様に、爪の両サイドを親指と人さし指でつまみ、左右にひねります。第1関節、第2関節も同様に行います。

どちらも、気持ちよいくらいの強さで、関節をもみほぐすようにひねってください。1本の指を、3分くらい続けます。長くやりすぎると指が痛くなりますから、気をつけてください。

ひねる指は、耳鳴りの症状が出ている側と同じ側の指に行います。耳鳴りが右耳にあれば右手の薬指か小指、両耳なら両手の薬指か小指に行います。どちらの指を刺激していいかわからないときは、薬指と小指の両方をひねるといいでしょう。

指ひねりは、経絡を調整するほかの治療法に比べて非常に簡単なので、いつでもどこでも、1人でできます。しかも、私の経験では、きわめて効果が高い方法といえま

◎指ひねりのやり方

●薬指の指ひねり

薬指の爪の両側を、反対の親指と人差し指で軽くつまみ、左右にひねるように回す。次に、第 1 関節と第 2 関節も同様にひねる。3 ヵ所を行ったり来たりしながら、3 分間を目安に刺激する

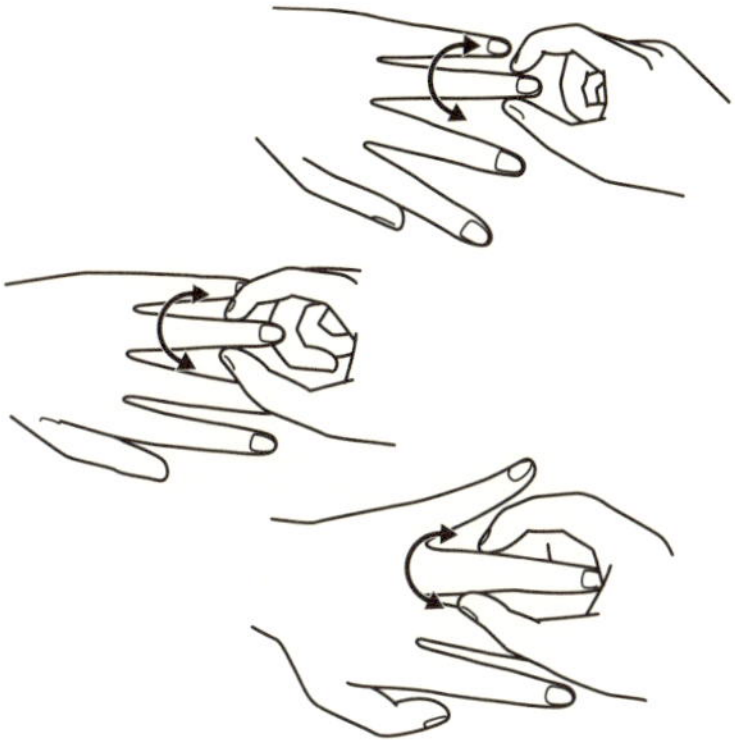

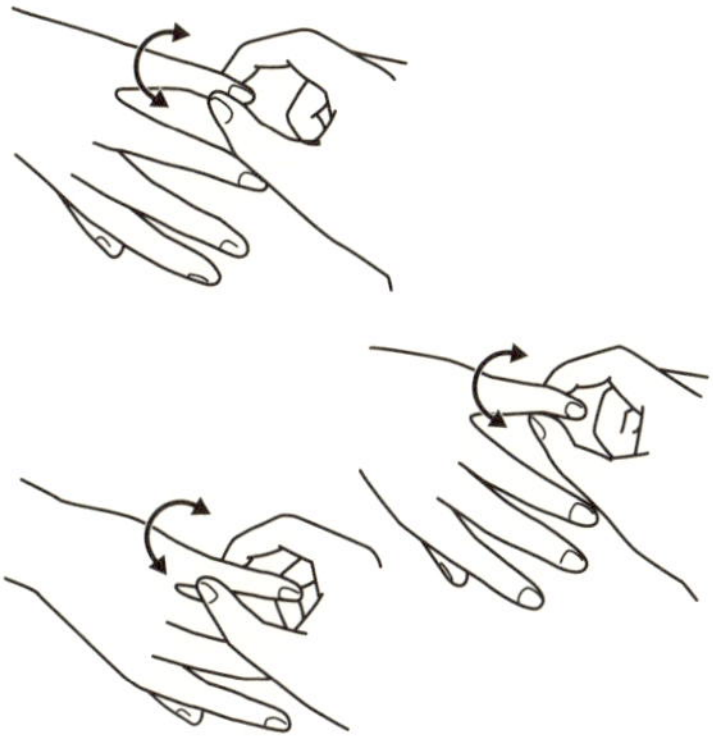

●小指の指ひねり

小指の爪の両側を、反対の親指と人差し指で軽くつまみ、左右にひねるように回す。次に、第 1 関節と第 2 関節も同様にひねる。3 ヵ所を行ったり来たりしながら、3 分間を目安に刺激する

※気持ちいいと感じる強さで、関節をもみほぐすようにひねる
※耳鳴りが出ている側と同じ側の指をひねる
※薬指と小指のどちらを刺激していいかわからないときは、両方ひねる

す。次に、指ひねりで耳鳴りが改善した例を紹介しましょう。

耳鳴りも体の痛みも消えた

会社員のYさん（50歳・男性）が私のもとに見えたときは、心身の疲労のために体が固まり、首も動かせないような状態でした。体のあちらこちらに痛みがあり、耳鳴りに悩まされていました。しかし、病院で診《み》てもらっても、どこも悪くないといわれたそうです。

当院の施術と並行して、Yさんには自宅で薬指の指ひねりをしてもらいました。すると、あれほどひどかった耳鳴りが、ほかの症状とともに数ヵ月のうちに消失したのです。Yさんは体がとても楽になったと、喜んでいました。

Eさん(60歳代・女性)も、耳鳴りに悩んでいました。Eさんは、耳鼻咽喉科《じびいんこうか》でメニエール病と診断されました。メニエール病とは、めまいの発作がくり返し起こる病気で、耳鳴りや難聴を伴うことが多いのです。体のふらつきもあり、絶えず耳鳴りがして、とてもつらいと訴えていました。

メニエール病は、耳の奥の内耳《ないじ》に水がたまっていることが多いといわれます。そのため、当院での施術のほかに、Eさんには、自宅で小指の指ひねりをしてもらいました。すると、半年もしないうちに耳鳴りが改善したのです。

指先の刺激が、遠く離れた耳の症状に効果があるのは、前述したように経絡が全身をつないでいるためです。指先を刺激することで、経絡の気の流れがスムーズになります。

特に、三焦経は首から耳の周囲をぐるりと囲むように走っているので、ここの気の流れが改善すれば、耳の機能も高まるでしょう。

指ひねりは、耳鳴りが気になるときに、いつでも行ってください。また、普段から指ひねりをしていると、耳鳴りの予防にもなります。

耳鳴りを完治させるのは、難しいといわれています。だからこそ、指ひねりのような方法を、少しでも耳鳴りの改善に役立てていただきたいと思います。

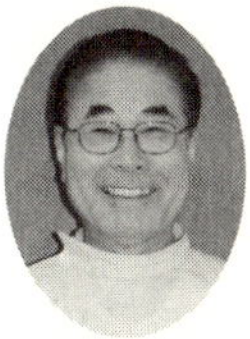

さかもと・もといち　均整専門学校において30年間、学生の指導に当たる。その間、人間の重心や姿勢の特徴についての研究を行い、多くの論文を発表。日本姿勢保健均整師会会長を8年間務め、現在は師範として均整師の育成を図っている。

ピンポイント療法
神経の流れを正して耳の聞こえを改善する

鎌倉ドクタードルフィン診療所院長　松久　正

神経の流れを正せば聴力は回復する

私の診療所を訪れる患者さんの中にも、耳鳴りや難聴《なんちょう》、めまいに悩んでいるかたが非常に多く見られます。医療機関の耳鼻咽喉科《じびいんこうか》や、さまざまな治療施設に通っても効果が得られず、憔悴《しょうすい》しきった状態で来院される患者さんも少なくありません。なぜ、一般の医療機関を受診しても、耳鳴りや難聴、めまいは治らないのでしょうか。

現代医療は、根本的な原因を追及せず、薬や注射で症状を抑えるだけだからです。そして、改善しないと、「もう年だから」と患者さんを突き放してしまうのです。

耳鳴りや難聴、めまいは、現代医療が最も苦手とする症状といっても過言ではありません。それに対し、私は、神経の流れを正すことで、そうした症状を改善させていきます。神経の流れの乱れこそ、あらゆる病気や症状の原因だからです。

全身に張り巡らされている神経は、脳からの指令を体の各部分に伝える役目を担っています。この神経の流れがスムーズであるからこそ、心臓、肺、胃、腸、血管、筋肉、そして耳といった臓器や組織が、毎日順調に働くことができます。

つまり、全身の働きを支配しているのは、神経の流れなのです。しかし、私たちは、生まれる前からストレスにさらされるため、神経の流れに乱れが生じます。年齢を重ねるにつれ、神経の流れの乱れは増し、間違った指令が行くようになります。

このように、脳からの正しい指令が臓器や組織にうまく伝わらなくなり、心臓病、脳梗塞《のうこうそく》、ガン、糖尿病、アレルギーといった、さまざまな病気が発症するのです。

耳鳴りや難聴も、例外ではありません。神経の流れの乱れが、その原因であると私は考えています。耳鳴りと難聴は、「聞く」という機能をつかさどる神経の伝導路に、乱れが生じるために起こります。耳で音をキャッチし、その情報を脳に伝える役目は、神経が担っています。その神経の伝導路のどこかに乱れがあるため、音が聞こえなくなったり、本来なら聞こえないはずの音が聞こえたりします。

つまり、神経の流れを正すことで、耳鳴りや難聴を改善することができるのです。

理想の自分の姿を脳に描写する

私は患者さんに対し、アメリカで医療として認められているガンステッド・カイロプラクティックを土台に、神経の流れを整える治療を行っています。

たとえば、カゼをひいて発熱するのは、熱でウイルスを撃退しようとする体の防御反応です。それを現代西洋医学では、薬で熱を下げ、体がみずから治ろうとする力を奪います。このように、薬や手術は、自分で自分を治せない体を作ってしまうのです。

あらゆる症状と病気の原因である「神経の流れの乱れ」を正せば、正しい体の環境を作ることができ、症状や痛み、病気が現れる必要がなくなります。

もう1つ、「病気は人間として成長するための魂《たましい》レベルの課題である」という考え方もあります。症状や病気を通して、「気づき」や「学び」を得ることで、魂が成長するのです。これこそが、我々人間が生きる意味です。耳鳴りや難聴は、「もっと心を開いて生きなさい」というメッセージです。

現在、私の診療所には、全国各地はもとより、海外からも難病の患者さんが来院されます。予約は約６年半待ちで、５０００名以上の患者さんが待機されています。しかし、私の治療を受けるのに、６年半も待つという現状は、間違った世界です。

ですから、私は、人間が自分で病気にならない、自分で病気を治す、そして自分で人生を好きなように創造する世界の構築を目的に、講演活動（ドクタードルフィンセミナー：www.drdolphinseminar.jp）や執筆活動を行っています。

私が考案したピンポイント療法は、みなさんが家庭で行える、神経の流れを整える自己療法です。

まず、ポイントの見つけ方を説明しましょう。

❶肩の力を抜いて、顔をまっすぐ前に向けます。

❷耳たぶのつけ根のすぐ裏側を探ると、硬い大きな骨の出っ張り（乳様突起《にゅうようとっき》）があるのがわかるでしょう。その骨の出っ張りの先端より、１ミリ下方、１ミリ前方がポイントになります。

左右のポイントが見つかったら、刺激するポイントを決めて押していきます。

❶肩の力を抜いて、顔をまっすぐ前に向けます。

❷左右の手の中指の先端で、左右のポイントを同時に軽く押してみてください。痛み

◎ピンポイント療法のやり方

●ポイントの押し方

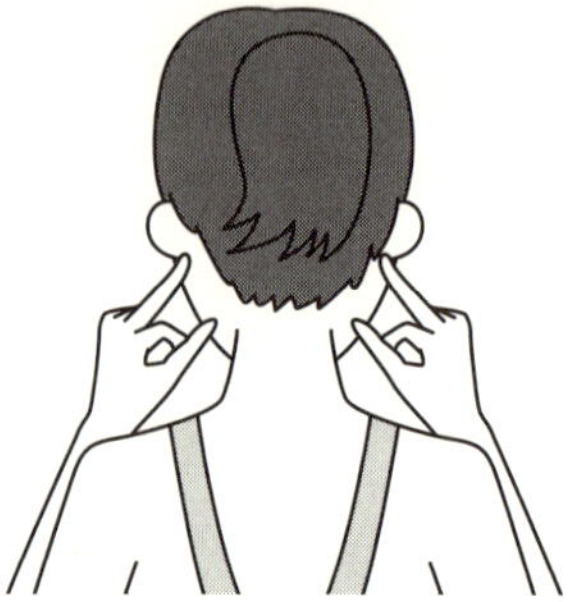

❶ 肩の力を抜いて、まっすぐ前を向く
❷ 左右の手の中指の先端で、左右のポイントを同時に軽く押してみる。痛みや不快感のある側が、刺激するポイント

●ポイントの見つけ方

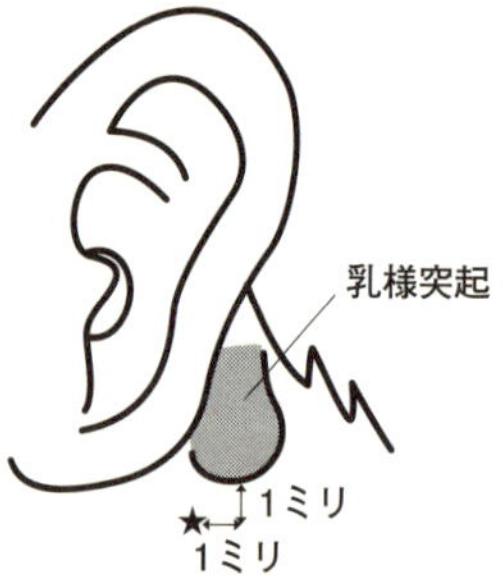

❶ 肩の力を抜いて、まっすぐ前を向く
❷ 耳たぶのつけ根のすぐ裏側に、大きな骨の出っ張り（乳様突起）がある。その出っ張りの下端より1ミリ下方、1ミリ前方がポイント

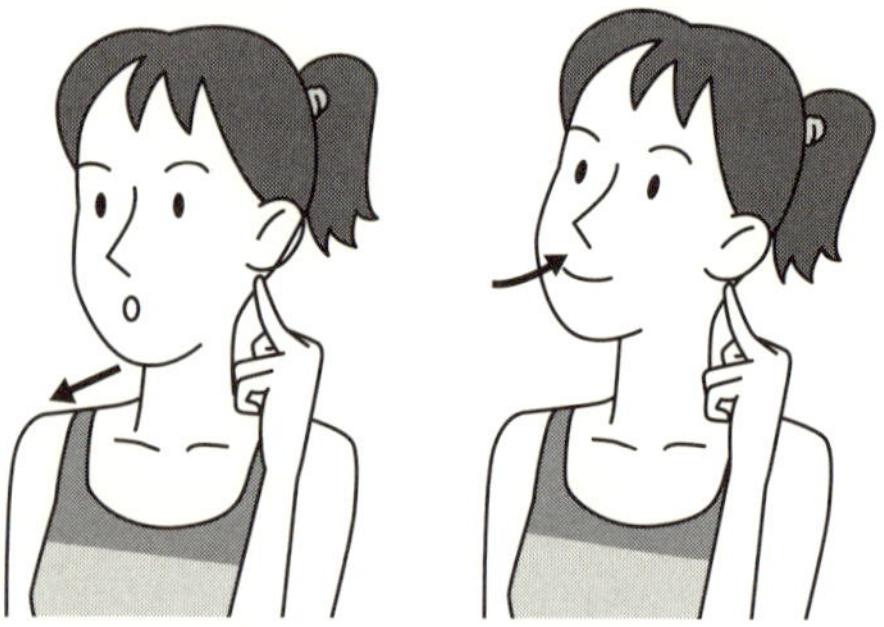

❸ 60 秒間、ポイントを押し続けながら腹式呼吸を行う。腹式呼吸は、鼻から息を吸っておなかを膨らませ、口から吐いておなかをへこませる呼吸法

や不快感のある側が、押すポイントです。ポイントは、左右どちらか一方です。
❸刺激する側の手の中指の先端で、首の後ろのポイントを、ごく軽く触れる程度の力で押します。決して強く押さず、そっと触る程度の力で押しましょう。強く押すと症状を悪化させることがあります。60秒間、ポイントを押し続けながら、腹式呼吸を行います。腹式呼吸とは、鼻から息を吸いながらおなかを膨らませ、口から息を吐《は》きながらおなかをへこませる呼吸法です。

ピンポイント療法を行う際に重要なことは、ゆっくりと腹式呼吸をして、すでに理想の自分になった姿を脳に描写しながら行うことです。よくなった自分の姿に、感謝の言葉や気持ちを抱いて行いましょう。

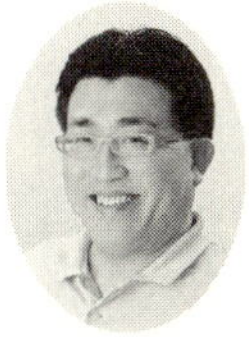

まつひさ・ただし　日本整形外科学会認定整形外科専門医、日本医師会認定健康スポーツ医、米国公認ドクター・オブ・カイロプラクティック。薬と手術を用いない新しい医療を開拓し、専門クリニックを鎌倉に開設。著書に『「首のうしろを押す」と病気が治る』（マキノ出版）などがある。

耳輪ゴム

耳に輪ゴムを巻くだけで聴力が戻り、耳鳴りも改善

アジアンハンドセラピー協会理事・鍼灸師　松岡佳余子

耳には全身に対応するツボが集中

私は鍼灸師《しんきゅうし》としての治療と並行して、一般の人が自宅で簡単にできる、体のセルフケア方法の研究や開発にも取り組んでいます。

数年来、私が研究してきたテーマが「耳介《じかい》（耳ツボ）療法」です。人間の体の表面には、無数のツボがあります。なかでも、手、足、耳には「全身の縮図」のように、全身に対応するツボが集中しています。これを利用したのが、耳介療法なのです。

中国でも、古来、耳は経絡《けいらく》（一種の生命エネルギーである気《き》の通り道）が集中している重要な部分と考えられてきました。耳介療法の歴史は意外と浅く、１９５０年代にフランスのポール・ノジェ博士が体系化しました。

フランスで生まれた耳介療法が中国へ伝えられて以降、中国でも耳ツボの研究が盛んに行われるようになりました。現在では、中医学理論に基づいた治療法として、広く実践されています。最近は日本でも、ダイエットや美容を目的とした耳ツボ療法が、人気を呼んでいます。

耳には、全身に対応するツボが並んでいます。おおまかにいうと、耳たぶの辺りが頭、耳輪《じりん》（耳の外周）が首や肩などに当たり、耳の穴の周辺には、内臓に対応するツボが並んでいます。耳介療法では、不調のある器官と対応した耳のツボに、粒状の突起物を貼《は》ったり鍼《はり》を打ったりして刺激します。それによって、ツボに対応する器官の血流や機能を活性化・正常化して、健康な状態へと導くのです。

自分でも簡単にできるやり方を開発

耳介療法は、とても優れた治療法ですが、自分でやるのは大変です。そこで私は、自分で耳ツボを刺激できる方法を考えました。それが今回紹介する「耳輪《みみわ》ゴム」です。

耳輪ゴムは、普通の輪ゴムをぐるりと耳に巻く方法です。一般向けの講習会や治療家向けの研究会で試していただいた結果、かなり効果のあることがわかりました。

耳輪ゴムを行う前と後で、体の柔軟性やバランス感覚などをチェックする10項目以上のテストを実施したところ、その場で肩や首などを大きく回せるようになったり、体の柔軟性がアップしたり、姿勢が安定したりする人が、多く見られたのです。

耳に輪ゴムをしたとたん、大半の人が「耳の周辺から体がジワジワと温かくなってきた」といいます。これはおそらく、耳や首、肩など耳の周辺をはじめ、全身の血流がよくなったためと推測されます。

私は現在、耳輪ゴムは以下の不調の改善に効果が期待できるのではないかと考えています。首や肩のこり、頭痛、腰痛、眼精疲労、聴力の低下や耳鳴り、高血圧、冷え症、便秘、体のだるさ、疲労感などです。一時的な効果としては、顔のリフトアップ効果も期待できると思います。

耳輪ゴムの効果の中でも、私が特に注目しているのが、聴力の向上や耳鳴りの改善です。私自身、耳輪ゴムを始めてから、以前は聞こえづらかった1万2000ヘルツの高い音が、クリアに聞こえるようになりました。耳鳴りに関しても、耳輪ゴムを毎日続けて実行するうちに、症状が軽くなった例があります。

最大のポイントは、短時間でもいいので、できれば毎日、継続して行うことです。

続けるうちに、耳が柔らかくなってくるはずです。自分で手軽にできる体のセルフケア法として、日常生活に、耳輪ゴムをぜひ取り入れてください。

1分間巻くだけでじゅうぶんな効果が得られる

耳輪ゴムの基本的なやり方は、耳のつけ根の周囲に、輪ゴムをぐるりと二重にして巻くというものです。使用する輪ゴムは、普通に手に入るものでかまいません。

3〜4本の輪ゴムを束ねて耳に巻くのがポイントです。1本だけだと狭い範囲を締めつけるため、痛みが強くなりますが、3〜4本束ねることで、刺激する範囲が広がり、痛みが和らぐからです。

まず、耳の後ろのつけ根に輪ゴムをひっかけて、片方の手で耳を押さえながら、輪ゴムを伸ばしてくるりと∞の形にひねり、耳に巻きます（二重に巻く）。このとき、髪の毛を輪ゴムに巻き込まないよう注意します。

耳輪ゴムは、耳のつけ根の外周をしっかり刺激することが、効果を出すコツです。できるだけ耳の根もとに輪ゴムが当たるように、輪ゴムの位置を調整してください。

耳に輪ゴムを巻く時間は、1分間程度でもじゅうぶんに効果が得られます。痛くて我慢できない人は、30秒くらいでもＯＫです。無理をせず、できる範囲で実行してください。長く行う場合も、10分くらいを限度にするとよいでしょう。

耳の形には個人差があり、耳や耳たぶが小さい人などの場合、耳にうまく輪ゴムを巻けないことがあります。また、痛くて我慢できないという人もいるでしょう。実は、首や肩にトラブルのある人ほど、耳に輪ゴムを巻くと痛いものです。

その場合は、輪ゴムを使わずに手で刺激する方法もあります。まず、片方の手で握りこぶしをつくり、親指と人差し指を軽く開きます。開いた人差し指と親指の側面が、耳の裏側にぴったりと当たるようにして、耳をつかんでみてください。横から見ると、握りこぶしで耳全体を覆った形になります。

そして、人差し指と親指とで耳をギュッと締めつけます。耳輪ゴムと同様に、耳のつけ根の外周をしっかりと刺激するのがポイントです。

この状態で、握った耳を上から後ろ、下へという順番で、側頭部に押しつけるようにしながらグルグルとゆっくり回します。これを1分間続けます。

耳輪ゴムを行って、痛みに耐えられなかったり、痛みが強くなったりしたら中止しましょう。また、ゴムアレルギーのある人は輪ゴムを使わず、手で刺激してください。

◎耳輪ゴムのやり方

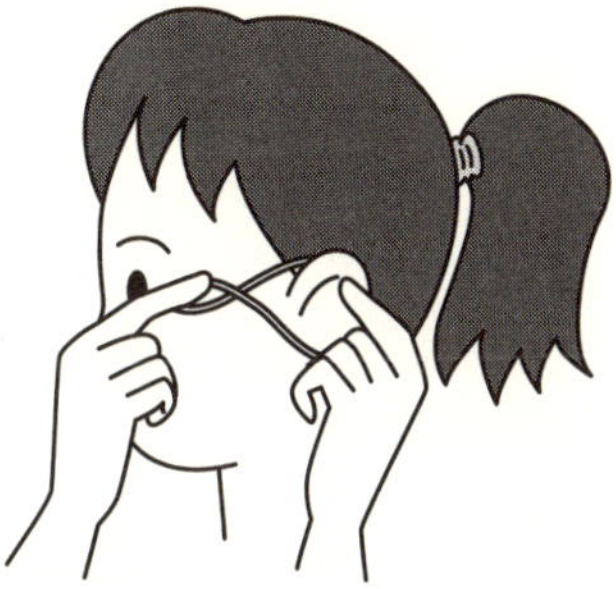

❷ 耳を押さえながら、輪ゴムを伸ばして∞の形にひねり、耳に巻く（二重に巻く）

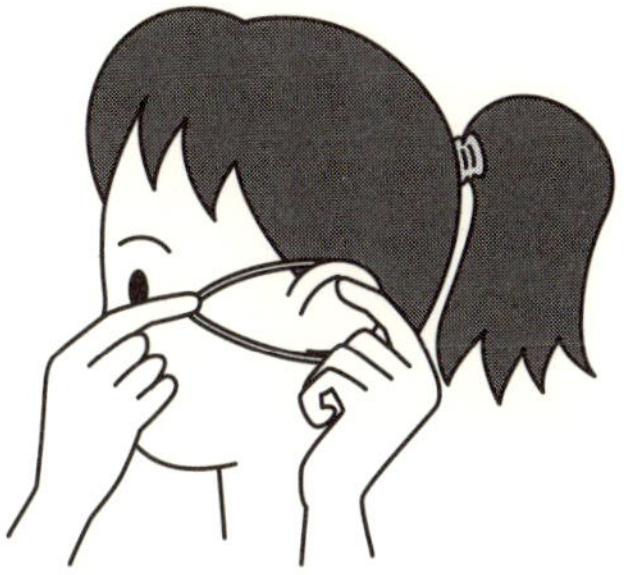

❶ 輪ゴムを 3～4 本まとめ、耳の後ろのつけ根にひっかっける

❸ できるだけ耳の根もとに輪ゴムが当たるように、輪ゴムの位置を調整する

❹ 反対側の耳も同様に行う

❺ 1分程度たったら輪ゴムを外す。痛かったら 30 秒程度でもよい。10 分以上はやらない

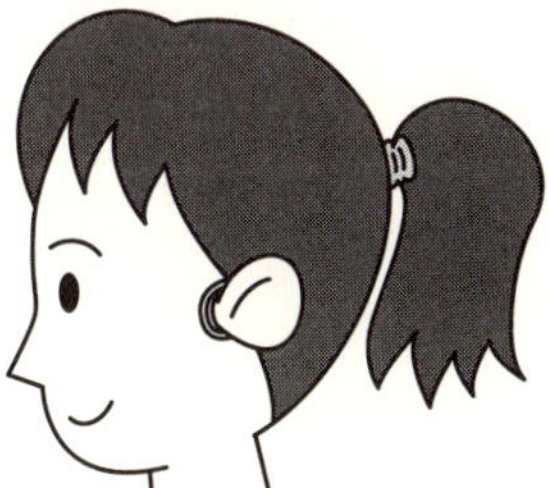

※1日1回毎日行う。難しければ、3日に1回程度でもよい
※痛みに耐えられなかったり、強くなったりする場合はすぐに中止する
※ゴムアレルギーのある人は行わない

8名中5名の聴力がアップ！

2013年2月、兵庫県で「耳輪ゴム」のやり方を指導する講習会を行いました。参加者は、医師や鍼灸師《しんきゅうし》、セラピストなど8名。患者さんやお客さんに指導するセルフケア法を学びたいと集まってくださいました。

参加者のみなさんは、まず20項目に及ぶ体の状態チェックを実施。その後、耳に輪ゴムを巻いて、約5分後に体にどのような変化が現れたかを観察し、発表や意見交換を行いました。

すると、「目を閉じて片足立ちをしてもぐらつかなくなり、姿勢が安定した」「首が滑らかに回せるようになった」「肩関節の可動域《かどういき》（動かせる範囲）が広がり、腕を真上まで上げられるようになった」「立って前屈をすると、指が床まで届くようになった」など、姿勢のバランス改善や、体の柔軟性がアップしたという感想が、多くの人から上がりました。

耳輪ゴムを実行した後、血圧が下がった人、身長が伸びた人もいました。65歳の女性は151・3センチから152センチに、身長が7ミリアップ。これは、加重で押しつぶされていた椎間板《ついかんばん》（背骨を構成する椎骨《ついこつ》と椎骨の間の軟骨組織）が、耳への刺激で元に戻ったためと考えられます。

「目がスッキリした」という意見もあり、実行前に比べ視力が0・1〜0・2アップした人も、2名いました。

なかでも興味深かったのが、聴力テストです。音を聞き取る能力は年齢とともに衰え、年を取ると高音（周波数の高い音）が聞こえづらくなっていきます。「何ヘルツの音まで聞こえるか」というのが、耳の老化度を知る1つの目安になるわけです。

このテストを行ったところ、8名中5名の人が、耳輪ゴムをした後に、高い周波数の音が聞こえるようになったのです。

難聴や耳鳴りにお困りのかたは、ぜひ耳輪ゴムをお試しください。

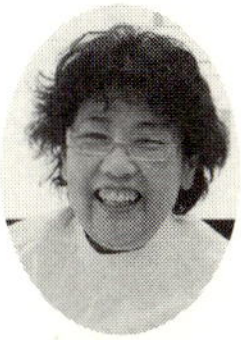

まつおか・かよこ　1948年、和歌山県生まれ。鍼灸をさらに発展させた手指鍼で、高い効果を上げる。さらに、それを応用したダイエット法や健康法など、新しい療法の開発・研究でも高く評価されている。

首と肩のツボ

耳鳴りの原因は首の筋肉の過緊張にありツボ刺激が改善の近道

耳鼻咽喉科渡辺医院院長
渡辺尚彦

肩こりがひどい人ほど耳鳴りも重い

「ひどい耳鳴りがなかなか取れない」

「病院で診《み》てもらっても、めまいの原因がわからない」

そんなあなた、首や肩がこっていませんか。首が硬くて、後ろを見たり、首を左右に倒したりする動きが、ぎこちなくなっていないでしょうか。

私が耳鳴りやめまいなどの耳の不調と、肩こり、首こりとの関係に注目するようになったのは、１９９０年代、昭和大学医学部耳鼻咽喉科《じびいんこうか》の医局にいたころのことです。

当時、私は耳鳴りや難聴の外来診療を担当していました。そこでは、患者さんの多くが口をそろえて、耳の症状とともに、肩こりや首こりのつらさを訴えていました。

また、肩こりの激しい人ほど、耳鳴りの症状も重い傾向にあることも、明らかになってきました。

そこで、患者さんの首のエックス写真をもとに、いろいろと検証・調査しました。

その結果、頸長筋《けいちょうきん》という首の筋肉に問題があることがわかってきたのです。

頸長筋は、首の前側から胸の前側に張りついている深層筋《しんそうきん》で、首をまっすぐに維持したり、前や横に倒したりするときに働きます。ちなみに深層筋とは、体の奥深くにある筋肉のことです。

耳鳴りなど、耳の症状を訴える人は、ほとんど例外なく頸長筋が強く緊張しています。つまり硬くなっているのです。

これが何を物語っているのか、簡単に説明しましょう。

頸椎《けいつい》（背骨の首の部分）の両側には、左右各1本の椎骨動脈《ついこつどうみゃく》という血管が通っています。そして、その血管の末端は、内耳《ないじ》（耳の鼓膜《こまく》の奥）につながっているのです。頸長筋が緊張すると、椎骨動脈の血流が悪化します。その影響は、内耳まで及ぶわけです。

すると、どうなるでしょう。

内耳には、体の平衡感覚《へいこう》を維持する三半規管《さんはんきかん》や、音を感じ取って脳に伝える蝸牛《かぎゅう》などの器官があります。内耳の血流が悪化すると、これらの組織への酸素供給や栄養供給が停滞します。その結果、各器官の働きが悪くなり、耳鳴りやめまい、難聴など、さまざまな耳の故障に結びついていくのです。

一方、首を支える頸長筋が硬くなって周囲の血流が悪くなれば、肩こりや首こりが起こってくるのは、いうまでもありません。

もちろん、内耳《ないじ》の疾患と肩こり・首こりは別々の症状ですが、その大本となる原因の1つは、頸長筋の過緊張にあるといえるわけです。

入浴後に行うと効果がいっそう高まる

頸長筋に過緊張が起こる理由の大半は、普段の姿勢の悪さから、脊椎《せきつい》（背骨）の正常なS字形がくずれてくることにあります。

特に、頸椎に本来のカーブがなくなってきたり、逆に曲がりすぎたりしてくると、首を支えている頸長筋は常に突っ張ったままの状態になり、やがて硬くなってしまうのです。

姿勢が悪くなる理由は、老化や筋力の低下、頻繁に取る姿勢や動作なども関係します。しかし、もっと注意したいのは精神面を含めた生活習慣です。

女性の場合は、家族関係や、自分の病気などが原因の精神的なストレスで、姿勢が悪化する傾向にあります。男性は、過労や不眠、暴飲暴食など、生活の乱れが背景にある傾向が強く見られます。

こうした日々の生活を改善しつつ、過緊張で硬くなっている頸長筋をほぐすことで、椎骨動脈の血行が回復し、肩こり・首こりはもちろん、耳鳴りなど内耳の症状の改善にもつながるのです。実際、首のこりをほぐしたことで耳の症状が緩和した例は、私の臨床経験でも、数多くあります。

今回紹介するツボ刺激は、頸長筋をほぐす効果的な方法の1つです。鍼灸《しんきゅう》の先生にお願いしていた治療法を、患者さんが自宅でできるように応用したものです。

それぞれのツボの位置と、ツボ刺激のやり方は、次のとおりです。

❶風府《ふうふ》　後頭部と首の境にあるくぼみ（ぼんのくぼ）に指を当て、少しずつ上にずらしていくと、頭の骨にぶつかります。その手前の深いくぼみが風府のツボです。刺激

◎首の筋肉をほぐすツボ刺激のやり方

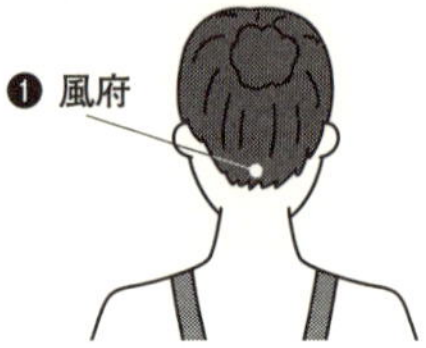

後頭部と首の境にあるくぼみ（ぼんのくぼ）の少し上に骨の突起がある。その下端

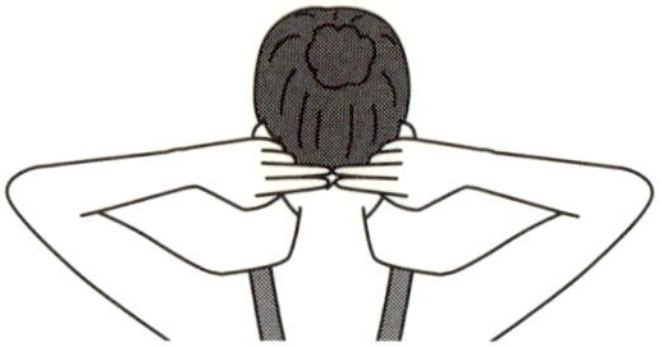

●刺激法
左右の人差し指と中指をそろえ、指の腹を風府に当てる。息を吐きながら、強めに3〜5秒押してから力を抜く。5〜6回くり返す

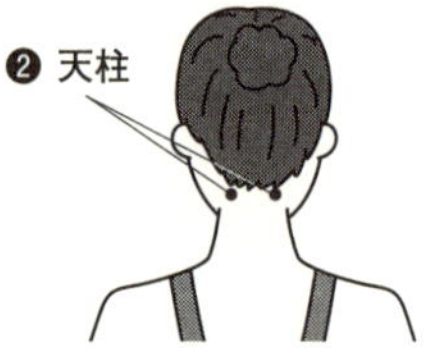

後ろ首の髪の生え際で、2本の太い筋肉の外側にあるくぼみ。左右2ヵ所ある

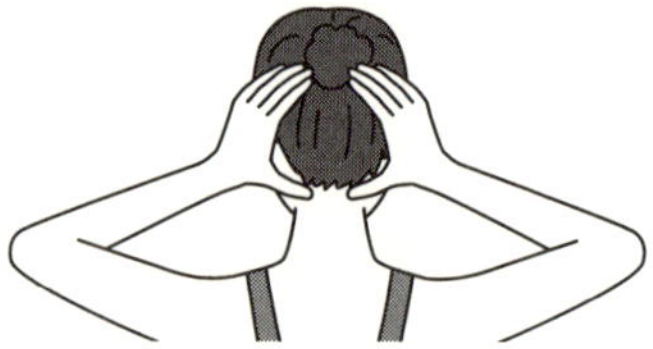

●刺激法
左右の親指の腹を、左右それぞれの天柱に当てる。息を吐きながら、強めに3〜5秒押してから力を抜く。5〜6回くり返す

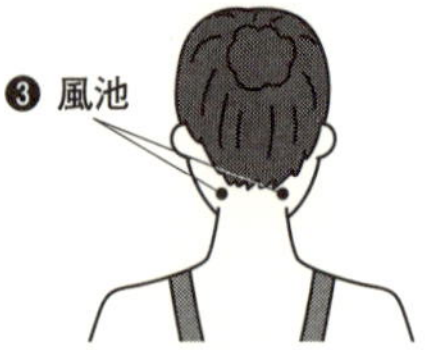

後ろ首の髪の生え際で、左右の天柱の少し外側にあるくぼみ。左右2ヵ所ある

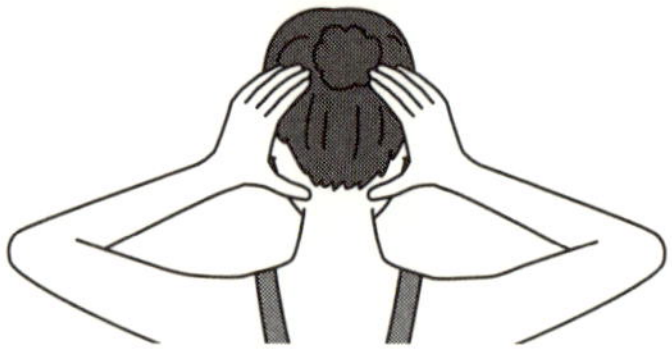

●刺激法
左右の親指の腹を、左右それぞれの風池に当てる。息を吐きながら、強めに3〜5秒押してから力を抜く。5〜6回くり返す

❹ 肩井

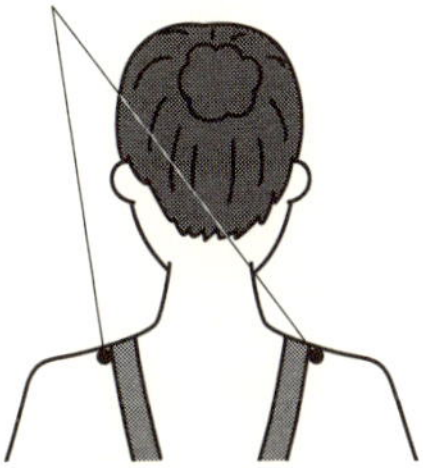

首のつけ根と肩の先を結んだ線の真ん中。左右の肩にある

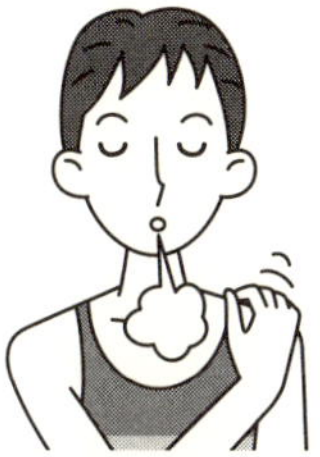

●刺激法

左手の親指を除く 4 本の指を右肩に置き、息を吐きながら中指で肩井のツボを強くもむように 3〜5 秒押す。左肩も、右手で同様に刺激する。左右交互に 5〜6 回くり返す

するときは、左右の人差し指と中指をそろえ、息を吐《は》きながら指先で強めに3〜5秒押し、力を緩めます。これを5〜6回くり返します。

❷天柱《てんちゅう》　後頭部と首の間にあるくぼみの両側に、縦に走る2本の太い筋肉があります。天柱は、その筋肉の外側にあるくぼみです。左右2ヵ所にあります。刺激するときは、左右の親指の腹をそれぞれのツボに当て、息を吐きながら上に向けて3〜5秒押します。これを5〜6回くり返します。

❸風池《ふうち》　天柱のツボから指の幅1本分外側にあるくぼみです。左右2ヵ所にあります。刺激するときは天柱同様、左右の親指の腹をそれぞれのツボに当て、息を吐きな

がら上に向けて3~5秒押しましょう。これを5~6回くり返します。

❹肩井《けんせい》　首のつけ根と肩の先を結んだ線の真ん中です。左右の肩にあります。左手の親指を除く4本の指を右肩に置き、息を吐きながら、中指で肩井のツボを強くもむように3~5秒押します。左肩も右手で同様に行ってください。左右交互に各5~6回くり返します。

ツボ刺激はいつ行ってもかまいませんが、私は入浴後をお勧めします。体が温まってリラックスした状態で行うと、効果がいっそう高まるでしょう。

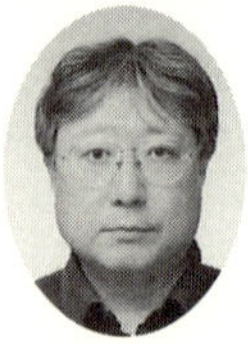

わたなべ・なおひこ　1955年生まれ。84年、昭和大学外科系大学院修了。富士吉田市立病院耳鼻咽喉科医長、昭和大学耳鼻咽喉科教室准教授、関東労災病院耳鼻咽喉科部長などを経て、現職。

第5章

耳鳴り・難聴が改善する最新治療法

難聴の最新研究

iPod難聴からエネルギー制限の可能性、人工内耳の有効性まで

東京大学医学部附属病院耳鼻咽喉科教授
山岨達也

喫煙やメタボも難聴の原因

高齢になると、程度の差こそあれ、だれもが難聴《なんちょう》になります。これがいわゆる「老人性難聴」です。

疫学《えきがく》調査では、65歳以上の25〜40％、75歳以上の40〜66％、そして85歳以上の80％以上に老人性難聴があるとされています。疫学調査とは、健康に関する事柄の頻度や分布を調べ、その要因を明確にする調査です。

老人性難聴は、一般に、高い音域から聞こえなくなり、徐々に低中音域まで悪くなっていきますが、悪化の程度は個人差がかなり大きいものです。ただ、高齢になればなるほど悪くなる傾向があり、男女を比べると、男性のほうが特に高音域で重い傾

向があります。

では、老人性難聴は、どのようなしくみによって発生するのでしょうか。

耳に入ってきた音は、電気信号に変換されて脳へ伝達されます。その重要な役割を担っているのが、鼓膜の奥の内耳《ないじ》にある蝸牛《かぎゅう》という器官です。老人性難聴は、主に加齢によって、この蝸牛の機能が衰えて生じます。この問題に深くかかわっているのが、活性酸素です。活性酸素によって引き起こされる有害な作用を、酸化ストレスといいます。

さまざまな条件から活性酸素が大量に発生すると、蝸牛に酸化ストレスがかかり、これが蝸牛のミトコンドリアＤＮＡ（エネルギーを作るミトコンドリア内で遺伝情報を担う物質）を損傷します。損傷したミトコンドリアがたまっていくと、エネルギー産生機能が低下します。

蝸牛の内部には、音を電気信号に変換する際に働く有毛《ゆうもう》細胞が並んでいます。ミトコンドリアＤＮＡの損傷により、有毛細胞などの変性が起こり、老人性難聴が生じると考えられるのです。

活性酸素を発生させ、難聴を悪化させる因子として挙げられるものは、加齢のほかにもいろいろあります。

その1つが、騒音曝露《ばくろ》です。大きな音に長い時間さらされ続けると、活性酸素が発生し、聞こえが悪くなるのです。

同様に、糖尿病や動脈硬化《どうみゃくこうか》などがあるメタボリック・シンドロームの人、腎臓《じんぞう》が悪い人などは、血流が悪くなるために、活性酸素が発生しやすくなります。その影響で、老人性難聴になりやすい傾向があるのです。

また、喫煙も同じ理由から老人性難聴を起こしやすくする要因となりえます。タバコを吸うと、全身の毛細血管が収縮して血流を阻害するため、活性酸素の発生につながるのです。難聴のことを考えると、高齢になってからの禁煙はじゅうぶんに意味のあることだといえます。

このように、老人性難聴を予防する、あるいは、これ以上悪化させないためには、日常生活の過ごし方が重要になってきます。ここで取り上げたような「活性酸素をふやす行為」を控えることを心がけてください。

大きい音のする場所で長時間過ごさないといった工夫や、メタボリック・シンドロームを解消したり、禁煙したりする努力も必要でしょう。血流をよくするという意味では、ウオーキングや水泳などの有酸素運動も勧められます。

また、酸化ストレスを減少させるために、コエンザイムQ10などのサプリメントが有効であることが、動物実験レベルでは判明しています。

実験用のネズミ（マウス）を使った私たちの新しい研究では、マウスに摂取エネルギー（カロリー）の制限をすると、老人性難聴の予防効果が得られるという結果も出ています。

ただし、これはあくまでもマウスに限った話であって、今のところ、ヒトに適用できる話ではありません。人間の場合、どの程度の、どんな内容のエネルギー制限をすれば効果的なのか、実験もされておらず、まったくわかっていないというのが現状です。

ですから、今の段階で、老人性難聴の予防効果を期待して、お年寄りがエネルギーの摂取を制限することはお勧めできません。

高齢者の場合、エネルギー制限による筋肉量の減少など、健康を害するおそれがあり、むしろ安易な食事制限によるリスクが案じられるからです。

アメリカでは携帯用音楽プレイヤーが社会問題化

内耳から大脳へ通じるルートに障害が起こって聞こえにくくなる難聴は、「感音《かんおん》難聴」と呼ばれます。老人性難聴も、感音難聴の一種です。

ほかにも、原因も前ぶれもなく突然発症する「突発性《とつぱつせい》難聴」や、内耳が水腫《すいしゆ》を起こしてめまいや耳鳴り、難聴が起こる「メニエール病」、長期にわたって騒音にさらされることで生じる「騒音性難聴」などがあります。

ここで注意したいのは、騒音性難聴です。特に近年の問題は、携帯用オーディオデジタルプレーヤーの過度な使用によって起こる難聴です。

アメリカでは、現に「ｉＰｏｄ《アイポッド》難聴」という言葉があります。ｉＰｏｄなどの携帯用音楽プレイヤーを使用しすぎることによる、若者の難聴が社会問題化しているのです。このように、若いころから騒音に曝露され続けると、年を取ったとき、老人性難聴がさらに重症化する危険性が着実に高まります。

一方、外耳《がいじ》から中耳《ちゆうじ》のルートに障害があって起こるものは、「伝音《でんおん》難聴」と呼ばれます。耳あかが詰まって起こるものや、鼓膜《こまく》が炎症を起こした中耳炎、鼓膜の損傷などがあります。伝音難聴の場合は、原因の病気を治療することが最優先です。

数ある難聴のうちでも、早期治療が必要な難聴があります。

その1つが突発性難聴です。一方の耳だけに突然難聴が起こるのが、この病気の特徴ですが、突発性難聴は早期発見し、早く治療を始めれば始めるほど、回復する可能性が高まります。

逆に早期治療の時期を逃すと、非常に治りにくくなってしまいます。このため、突発性難聴が疑われた場合、一刻も早く耳鼻咽喉科《じびいんこうか》を受診することをお勧めします。

また、内耳窓《ないじそう》という膜が破れてリンパ液が漏《も》れ出し、難聴が起こる外リンパ瘻《ろう》も、早期の手術が必要となります。

ほかに気をつけたいのが、聴神経腫瘍《ちょうしんけいしゅよう》です。平衡《へいこう》(バランス)をつかさどる前庭《ぜんてい》神経に良性の腫瘍ができ、近くを走る聴覚の神経を圧迫して難聴をきたします。高齢者の難聴のうち、まれに、この聴神経腫瘍によるケースがあります。

一般的に老人性難聴の場合は、左右の聞こえ方に差が生じません。一方、聴神経腫瘍の場合、一方の耳の聞こえがより悪くなります。おかしいなと思ったら、一度耳鼻咽喉科で診察を受けてください。

なお、親族に難聴の人がいて、その人が過去にストレプトマイシンなどの「アミノ配糖体抗生物質」によって聞こえが悪化した経験のある場合は、注意が必要です。これは、家族性のミトコンドリアの遺伝子変異があるために起こる現象です。アミノ配糖体抗生物質が新たに投与されたとき、少量でも難聴が一気に悪化する危険があるのです。感染症にかかって抗生剤を処方される際には、「抗生剤で耳の聞こえが悪くなった親族がいる」ことを、医師や薬剤師に伝えてください。

聞こえをよくする方法として、まずは補聴器がお勧めです。現在では非常に進歩し、優れた機能を持ったものが出ています。ですから、聴力が低下して苦労している人は、ぜひ1度補聴器を使ってみてください。

さらに、補聴器を使っても聞こえが改善しない重度の難聴の人には、人工内耳も勧められます。人工内耳の手術は、すでに確立された技術に基づいて行われるので、手術自体とても安全なものです。高齢者が手術を受けても、まったく問題はありません。

80歳を過ぎても、人工内耳の手術を受ければ、じゅうぶんに聞こえるようになります。海外では、90歳を超えた手術例もあるほどです。

人工内耳は、老人性難聴で、補聴器を使っても通常の会話の半分以下しか聞き取れない人などに適用されるものです。そのような重症のケースでも、人工内耳の手術後には、静かなところなら、会話のほとんどが聞き取れるようになります。生活の質が格段に上がるので、術後は大変喜ばれます。電話での会話も、6～7割の人で可能になるでしょう。

成人では、人工内耳手術によって、ほとんどの人が聞こえを取り戻せるといっても過言ではありません。

人工内耳はすでに確立した方法ではあるものの、一般にはよく知られていないというのが現状のようです。重度の老人性難聴の対策として、人工内耳は、1つの有力な選択肢となります。

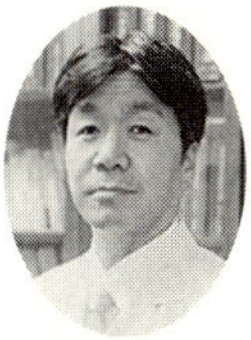

やまそば・たつや　1983年、東京大学医学部医学科卒業。ミトコンドリア遺伝子異常による感音難聴、音響外傷、老人性難聴などの感音難聴の発症機構の解明・治療法の開発、内耳有毛細胞の再生など専門としている。

人工内耳手術

健康保険適用の装置から残存聴力活用型までが登場

虎の門病院耳鼻咽喉科部長聴覚センター長
熊川孝三

先天性の高度難聴も聴力が回復

近年、医療工学の発達によって、病気などで障害された臓器を代替する「人工臓器」が目覚ましい進化を遂げ、それによって救われる患者さんも増えています。

高度の難聴《なんちょう》に対する「人工内耳《ないじ》」もその1つです。1000人に1人の割合で生まれてくる先天性の高度難聴の小児や、人生の途中で聴力を失った患者さんが、聴力を取り戻すための手段として用いられています。

人工内耳は、耳の奥にある内耳の蝸牛《かぎゅう》という部位に、細い電極を手術で埋め込み、聴神経《ちょうしんけい》を電気的に刺激することで、聞こえを改善するものです。そのしくみを理解するために、まずは耳の構造と音を聞き取るしくみについて、簡単に説明していき

◎音を認識するしくみ

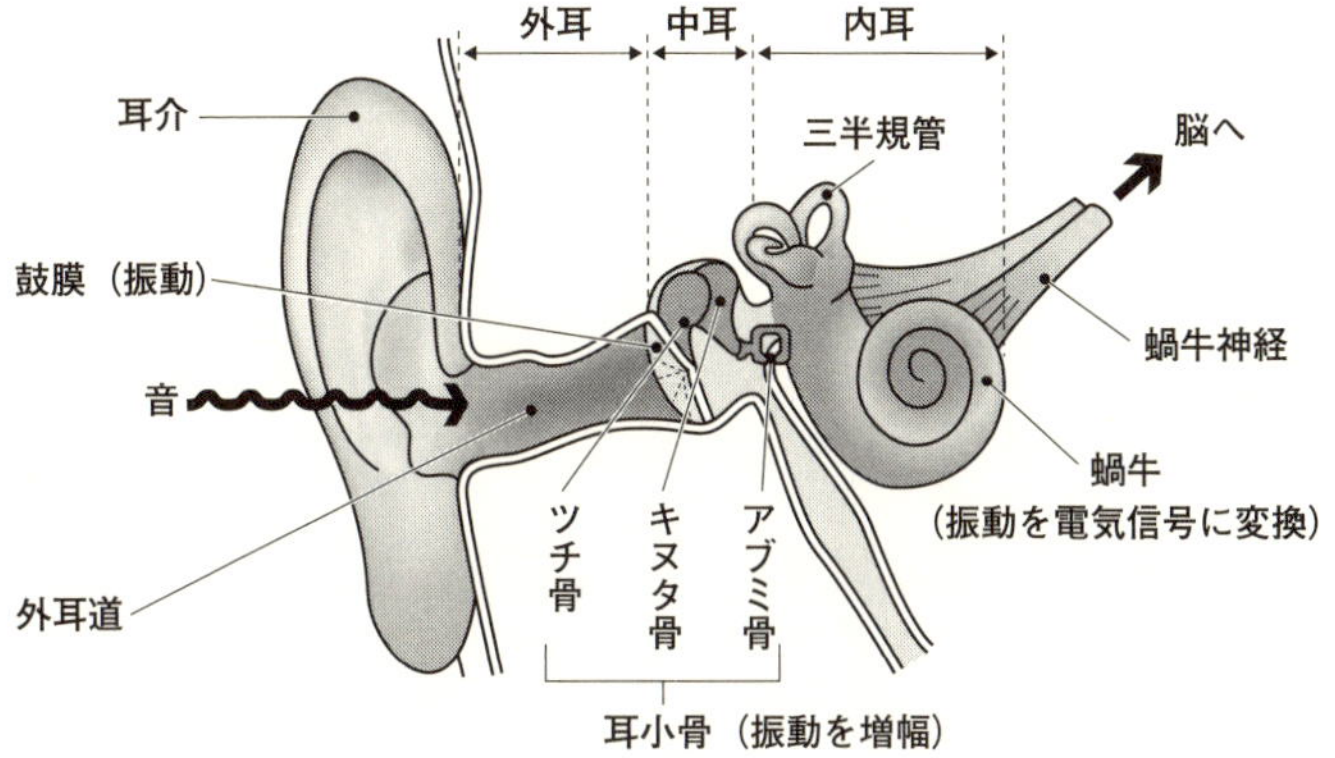

ましょう。

耳は、外側から「外耳《がいじ》」「中耳《ちゅうじ》」「内耳」と3つの部位に分けられます。

音は空気の振動です。外側に出ている耳《じ》介《かい》がマイクのような役割をして、音波（空気の振動）を集めます。耳介から入った音は、ラッパの管のように音を増幅させる外耳道を通り、鼓膜《こまく》を振動させます。

この鼓膜の振動が中耳に伝わります。中耳には、鼓膜とつながっている耳小骨《じしょうこつ》という骨があります。鼓膜に音波が当たって振動すると、その振動が耳小骨でさらに増幅され、内耳へと伝わります。

内耳には聴覚を担当する蝸牛と、平衡《へいこう》感覚をつかさどる三半規管《さんはんきかん》とがあります。

蝸牛は、リンパ液（体内の老廃物《ろうはいぶつ》や毒素、余分な水分を運び出す体液）で満たされていて、耳小骨の振動でリンパ液が揺れると、その揺れを感覚細胞（有毛細胞《ゆうもう》）がとらえ、電気信号に変えます。この電気信号が聴神経（蝸牛神経）から脳へと伝えられることで、私たちは「音」を認識しています。

通常の補聴器は、単純にマイクで音を拾い、増幅器を通して、鼓膜へ伝えられる音波を大きくするものです。

しかし、内耳にある、音波による揺れを感じ取る感覚細胞の数が減ったり障害されたりすると、いくら音を大きくしても、うまく聞き取ることができません。

そこで人工内耳では、マイクで拾った音をスピーチプロセッサーという機器で電気信号に変換し、それを内耳に埋め込んだ電極に無線で送ります。こうして、音の電気信号を聴神経へ直接伝えることで、聞こえるようにするのです。

さて、人工内耳は、どのような難聴に対して用いられるのでしょうか。

難聴には大きく分けると、「伝音《でんおん》難聴」「感音《かんおん》難聴」「混合難聴」があります。

伝音難聴は、音が伝わる外耳や中耳に問題があります。音の感覚機構そのものには障害がなく、聞こえのゆがみなどは起こらないので、補聴器の装用や手術によって、耳に入る音を大きくしたり、伝音機構を修復したりすることができれば、聞こえがよくなります。

感音難聴は、伝わった振動が内耳の感覚細胞を刺激し、それが聴神経から脳へ伝えられる過程に問題があります。音を感じ取る感覚細胞そのものが障害を受けているため、聞こえ方にゆがみが生じたり、音を大きくしても感じ取れなかったりします。

混合難聴は、この伝音難聴と感音難聴が混在して起こったものです。

人工内耳は、内耳の障害によって起こった高度の感音難聴に対して用いられます。

次の2点に該当する人が対象となり、健康保険が適用されます。

❶両耳とも90デシベル（dB）以上の大声でないと聞き取れない

デシベルは音の大きさを表す単位です。90デシベルは、「どなり声」「さわがしい工場の中」といった音の大きさを想像すると近いでしょう。

❷補聴器を使ってもあまり効果が認められない

90デシベル以上の高度難聴でも、補聴器が有効であることも多いため、補聴器の装用効果も併せて判断します。言葉がどのくらい正しく聞き取れているかを調べる「語音聴力検査」で、補聴器を使っても正答率が30％未満の場合は、私は人工内耳をお勧めしています。

小児では、1000人に1人くらいの割合で起こる先天性の高度難聴が対象になります。小児の場合、聞こえていないと言語の発達に支障をきたすため、1歳6ヵ月以上から手術を受けることができます。

成人では、進行性感音難聴、中耳炎に伴う細菌性内耳炎、薬の副作用による薬剤性内耳炎、突発性《とっぱつせい》難聴、メニエール病などの病気が対象となることが多くなります。

最新型の人工内耳では、語音聴力検査で正しく聞き取れる日常会話の言葉が78％に改善します。これは成人の平均正答率に相当するので、日常生活には大きな支障をきたさずに済みます。ほとんど耳が聞こえなかった患者さんが、携帯電話で話せるくらいに聴力を回復したケースも少なくありません。小児では、7割くらいの子が普通に学校に通い、授業を受けることができるようになっています。

ただし、人工内耳は、装着すればすぐに聞こえるようになるわけではありません。

本来なら聴覚細胞で感じ取る音を、電気信号に置き換えて神経に送るため、まずは電気信号の送り方を調整し、個々の装用者にとって最も聞き取りやすい状態のプログラムを設定する作業をします。その後、実際に肉声を聞いてもらう「音入れ」を行い

◎人工内耳の装用図

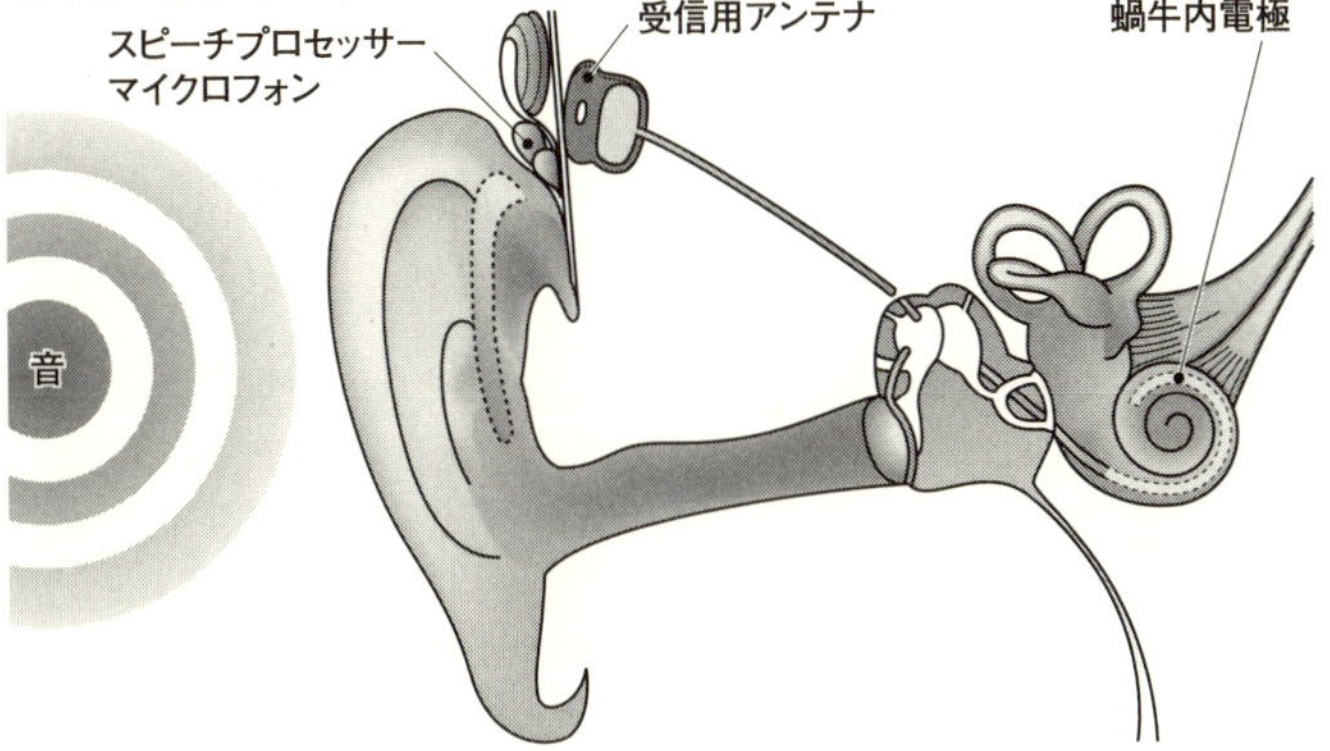

ますが、初回の音入れでは、ほとんど言葉として認識できないか、聞き取れても、ロボットがしゃべっているような機械的な音と感じることが多いものです。そこから、言葉の聞き取りの訓練を1～3ヵ月くらい行い、聞こえ方を改善していきます。

具体的な症例を1つご紹介しましょう。

60歳代の男性Mさんは、幼少より耳の聞こえが悪く、5歳から補聴器を装用していました。補聴器により、通常の会話や電話に支障はなく、仕事も普通にしていましたが、電話のベル音やセミの鳴き声などの高音は聞こえない、高音漸傾《ざんけい》型難聴でした。

年を取るにつれ、Mさんの聴力はしだいに低下し、相手の表情や口の動きを見ることで話の内容を補いながら、なんとか会話をしていました。

ついにはほとんど音が聞こえなくなり、視覚から話の内容をつかむことも限界になってきました。3年ほど前、言葉の聞き取り（語音明瞭度《ごおんめいりょうど》）が0％になってしまい、人工内耳手術を決意しました。

手術後、初めて「Mさん、聞こえますか」と話しかけられた言葉は、Mさんには「ピーヒャラ、ドンドン」とお祭りのおはやしのように聞こえたそうです。けれど、相手の口の動きを見たり、周りの人から内容を教えてもらったりしながら、言葉の意味を理解して、聞く訓練をくり返し続けたことで、しだいに言葉として聞こえるようになっていきました。

現在は、日常の会話にはほぼ支障がなくなり、相手の顔を見なくても話ができるようになったそうです。最近はコンサートへ出かけ、音楽も楽しむことができるようになったと喜んでおられました。

なお、音の聞こえ方には個人差があり、Mさんのように音楽が楽しめるという人もいれば、言葉はわかっても音楽は雑音にしか聞こえないという人もいます。音を電気信号に変換するため、どうしても人工的な音になるという点は、あらかじめ知っておいたほうがいいでしょう。

ハイブリッド型人工内耳も登場

人工内耳は、耳にかける体外装置と、体内に埋め込む体内装置に分かれます。体外装置は、マイクとスピーチプロセッサー、送信器からなり、音を電気信号に変えて無線で送ります。これを体内装置で受信し、蝸牛内に挿入した電極に電気刺激を送るのです。

手術は全身麻酔で行われます。耳の後ろを5～6ミリ切開し、体内装置を埋め込むスペースを作ります。次に側頭骨を削って電極を通し、蝸牛の内部に挿入していきます。最後に電極と体内装置を固定し、切開した皮膚を縫合します。手術自体は2～3時間で終了しますが、術後1～2週間ほど入院して、経過を観察します。

比較的安全な手術ですが、めまいや耳鳴り、まれに顔面神経のマヒ、味覚障害などが起こることがあります。しかし、通常これらは一時的なもので、多くの場合、しばらくすれば治ります。

人工内耳埋め込み手術にかかる総費用は、一般に400万円くらいといわれますが、前述したように健康保険が適用になります。さらに、「90デシベル以上でないと聞こえない」というのは、聴覚障害3級以上に該当するので、障害者補助も加わります。ですから、患者さんの自己負担額は10数万円程度です。

ただ、現在の人工内耳の適応は、「聴力が全音域において90デシベル以上の重度難聴」に限られています。高音域の聴力を失っても、低音域の聴力が多少残っている人は適応になりません。従来の人工内耳は、蝸牛に埋め込んだ電極がリンパ液の振動を妨げるため、残っている聴力を悪化させてしまうという問題があるからです。

しかし、低音域の聴力が残っていても聞こえがふじゅうぶんで、生活上、著《いちじる》しく不便を感じる人も少なくありません。そういう患者さんが人工内耳にしたくても、適応基準を満たすまで、つまり「難聴の悪化」を待たなければなりませんでした。

ところが、最近、この問題を解決する新たな人工内耳が登場しました。

残存聴力活用型人工内耳（ＥＡＳ）といい、残った聴力を生かしながら、低音は補聴器で、そのほかの音域は人工内耳による電気刺激でサポートするという、ハイブリッド型人工内耳です。

ＥＡＳでは、内耳に挿入する電極が細くしなやかにできており、挿入の際に蝸牛の組織を傷つけないように改良され、長さも短くなっています。ですから、従来の人工内耳よりも低音の振動を妨げることが少なく、聴力を残すことができるのです。EASは2010年に厚生労働省から先進医療の認定を受け、現在、当院を含め5つの病院が実施施設として認可されています。

当院でEAS治療を受けた患者さんの中には、補聴器装用での文章の聞き取りがほぼ0%だったのが、EAS装用後6ヵ月で86%と顕著に改善された人もいます。また、通常の人工内耳よりもEASのほうが雑音に強く、音質もいいようです。

高音域が聞こえず、補聴器を用いても効果がじゅうぶんでない患者さんにとっては、EASはメリットが大きいと考えています。

なお先進医療認定を受けたほかの4つの病院は、信州大学医学部附属病院、宮崎大学医学部附属病院、神戸市立医療センター中央市民病院、長崎大学病院です。

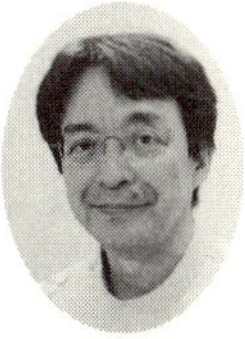

くまかわ・こうぞう　1976年、順天堂大学医学部卒業。99年、初めて脳幹電極インプラントにより聴力を取り戻す手術に成功。2001年、シドニー大学耳鼻咽喉科クリニカルフェロー。07年より現職。

高気圧酸素療法

突発性難聴発症後1週間以内なら聴力改善率が80%

岡村一心堂病院耳鼻咽喉科部長　**松尾隆晶**

できるだけ早く治療を始めることが重要

なんの前ぶれもなく突然に起こる難聴《なんちょう》の中でも、鼓膜《こまく》の奥にある内耳《ないじ》になんらかの異常が生じていて、なおかつ原因が不明なものを総称して、突発性《とっぱつせい》難聴といいます。

突発性難聴は、片方の耳にだけ起こることがほとんどです。また、1度発症したら再発はないといわれます。特徴的なのは、「ある日あるとき、突然、耳の聞こえが悪くなる」という症状です。「徐々に耳が遠くなってきた」というのは、突発性難聴ではありません。「朝、目が覚めたら耳の聞こえがおかしい」「店で買い物をして出てきたら耳が聞こえなくなった」というように、突然発症します。

難聴の程度は、人によってさまざまです。音がほとんど聞こえないという重症のものから、耳が少し詰まったような感じがするという程度の軽いものもあります。また、耳鳴りやめまい、吐《は》き気などを伴うこともあります。男女を問わず中高年に多い病気ですが、最近では、若い人にも増えています。

前述のとおり、突発性難聴の原因は不明ですが、現時点では、内耳の血流障害が有力視されています。

内耳にある蝸牛《かぎゅう》という器官は、外部からの音を電気信号に変えて聴神経《ちょうしんけい》に伝える役割を持ちます。蝸牛の血流が悪くなると、供給される酸素が不足します。すると、蝸牛内にあって音を感じ取る有毛《ゆうもう》細胞に酸素が行き渡らなくなって障害を受け、その結果、難聴が引き起こされると考えられているのです。

治療は、発症後できるだけ早く始めることが重要です。時間がたつと治りにくくなるため、遅くとも1週間以内に治療を開始してください。

主な治療は、内服と点滴の薬物療法です。安静にして、副腎皮質《ふくじんひしつ》ホルモン剤（ステロイド剤）や末梢《まっしょう》血管拡張剤、循環改善薬、ビタミン剤などを組み合わせて、集中的に投与する方法が一般的です。

しかし、これらの薬物療法のみでは、特に重症のかたには必ずしも有効とは限りません。発症時に聴力検査で聴力のレベルが70デシベル（dB）以上の高度難聴の場合は、安静にして薬物療法を行っても、聴力の回復・改善が見られないことが少なくありません。また、ひどい耳鳴りなどの後遺症が残ることも、しばしばです。ちなみに、「聴力レベルが70デシベル以上」というのは、叫ぶような非常に大きい声を出してもらってやっと聞き取れるという状態です。

また、糖尿病の持病があり、血糖値の管理がうまくいっていないと、ステロイド剤を使うことで、血糖値をさらに悪化させてしまうこともあります。そのため、糖尿病では、使える薬が限られる場合があります。

副作用の心配もない

そうした状況の中で、薬物療法と併用して行い、早期に治療を開始することで効果を上げているのが、「高気圧酸素療法」です。これは、地上の気圧（1気圧）よりも高い気圧環境の中で、高濃度の酸素を血液に送り込むことによって、病気の改善を促す治療法です。

高気圧酸素療法は、脳の血管が詰まる脳梗塞《のうこうそく》や、重症の急性脊髄障害《きゅうせいせきずいしょうがい》、潜水病

（圧力が高い水中から急に浮上したときに起こる血管内の病気）、一酸化炭素中毒などの治療に用いられていますが、突発性難聴の治療にも活用されるようになってきました。

高気圧酸素療法を行えば、酸素不足状態にある内耳に大量の酸素が供給され、有毛細胞の働きの回復がさらに見込めるからです。

私たちが吸い込む空気には、約20％の酸素が含まれており、肺から取り込まれた酸素のほとんどが、血液中のヘモグロビンと結合して全身へ運ばれます。通常の空気では、ヘモグロビンの約98％以上はすでに酸素と結合しているため、単に100％の高濃度の酸素を吸入しただけでは、酸素とヘモグロビンの結合率が100％に近づく程度で、わずかしか酸素供給量は増えません。

高気圧酸素療法では、通常の1気圧よりも高い気圧下のタンク内で高濃度の酸素を吸入するため、100％ヘモグロビンと結合した酸素（結合型酸素）以外に、高い圧力によって血液内に直接酸素が溶け込む割合が増えます。

血液中に溶け込んでいる酸素（溶解型酸素）の量は、1気圧下では血液100ミリリットル中0・3ミリリットル程度です。ところが、2気圧下では約3ミリリットルと10倍近くに増えます。その結果、通常の運搬量をはるかに上回る酸素を全身に運ぶことが可能になるのです。

私の勤務する病院では、聴力レベル40デシベル以上の中等度以上の突発性難聴を中心に、高気圧酸素療法を行っており、発症から1週間以内の場合、その改善率は約80％です。「改善」とは、聴力検査で15デシベル以上の聴力の改善をいいます。

ただし、冒頭で述べたとおり、突発性難聴は発症から時間がたつほど、症状が固定化していき、完全回復が難しくなります。そのため、高気圧酸素療法を受けるなら、突発性難聴の発症後、できるだけ早く受診することをお勧めします。

当院での高気圧酸素療法は、カプセル状の治療装置の中に入って行います。あおむけになった状態でマスクをかぶり、装置内の気圧を徐々に上げていき、１００％濃度の酸素を吸入します。気圧を徐々に高くしていく途中で、耳に軽い圧迫感や痛みを感じることがあります。

治療は1週間の入院が基本ですが、外来でも治療を受けることができます。1日1回（約2時間）の治療を、週に合計5〜6回受けることになります。

高気圧酸素療法は、突発性難聴をはじめ31の病気に対して健康保険が適用されま

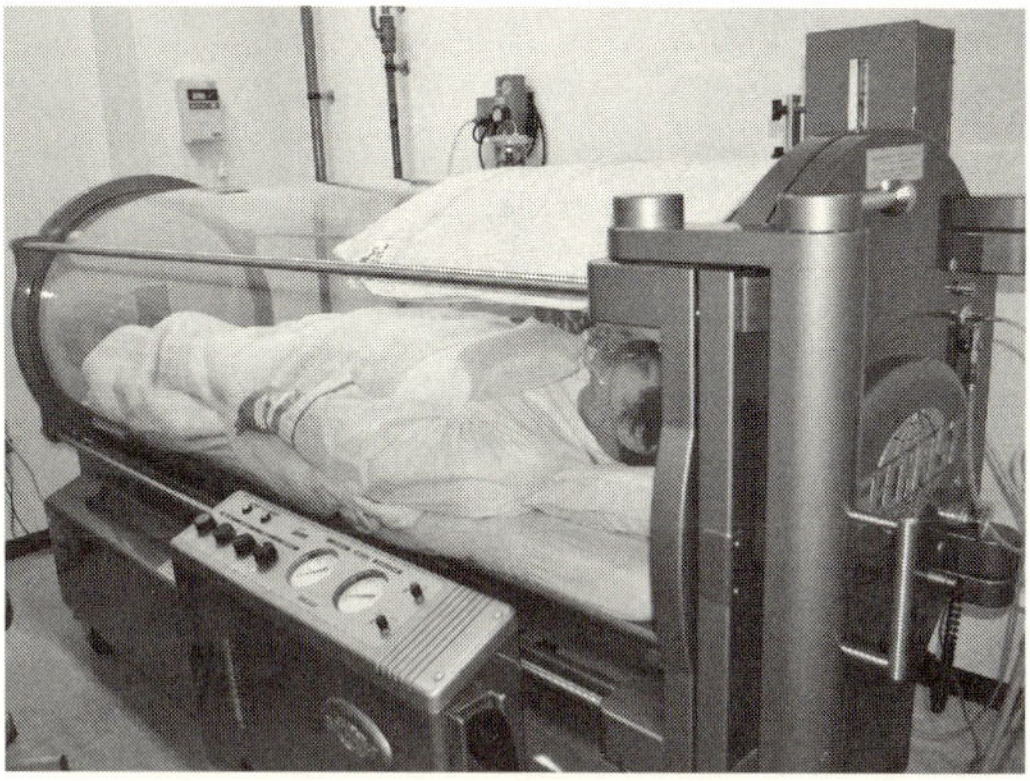

高気圧酸素療法の装置

す。ただし、高額医療なので、自己負担は3割の場合で、1回あたり約2万円かかります。

　高気圧酸素療法は、全国５００ヵ所以上の医療機関で実施されていますが、一般病院で治療装置を備えているところは少数です。潜水病治療を行う臨海の病院や大学病院、国公立の病院では高気圧酸素療法の装置を備えているところが多いと思います。突発性難聴と診断され、その病院に高気圧酸素療法の装置がない場合、装置を持つ病院を紹介してもらえないか相談してみてください。

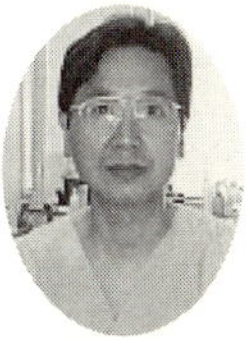

まつお・たかあき　１９８０年、山口大学医学部卒業。山口大学講師時代から、めまい治療を得意とする。小児言語治療や成人の脳卒中後の嚥下障害にも造詣が深い。最近では、睡眠時無呼吸症候群の治療に力を入れている。

脳過敏症候群

脳の興奮をおさえれば難聴、耳鳴り、めまいが改善する

東京女子医科大学病院脳神経センター脳神経外科頭痛外来客員教授
清水俊彦

「脳の興奮」が耳鳴りや難聴を引き起こす

私は頭痛の治療を専門とし、毎日300人近い患者さんを診察しています。

近年、私のもとには、頭痛以外に、原因不明の耳鳴りや難聴《なんちょう》、めまい、不眠に悩まされる患者さんが多く見えるようになりました。そこで、そうした患者さん964人を対象に、現在の病気、以前にかかった病気、脳波の状態などを詳しく調べて分析したのです。

その結果、通常の治療で治らない耳鳴りや難聴、めまい、そして頭痛のいずれかがある患者さんの脳は、慢性的に興奮した状態であることがわかりました。そして、脳の興奮を鎮めるために、症状や脳の状態に応じて、抗てんかん剤や抗うつ剤などを服

用する治療を行ったところ、耳鳴りや難聴、めまいがかなり改善されたのです。

私たちの研究グループは、脳の興奮が原因で起こる不調を「脳過敏症候群《のうかびんしょうこうぐん》」と提唱し、2011年にドイツのベルリンで開催された国際頭痛学会で発表しました。

脳過敏症候群は、なぜ起こるのでしょうか。原因の1つに、「片頭痛」が考えられます。脳過敏症候群の患者さんのデータから、「かつて片頭痛に悩んでいた」もしくは「身内に片頭痛持ちがいる」といった背景が浮かび上がってきたのです。

片頭痛とは、一般に頭の片側がズキンズキンと痛む病気です。痛みの部位は両側の場合もあり、体を動かすと痛みが増します。発症に女性ホルモンが関係しているため、患者数は女性が多いのも特徴です。

また、片頭痛持ちの人は、非常に敏感な脳の持ち主であることがわかっています。光や音、におい、気候の変化などの刺激で、脳が興奮して血管が拡張することで、片頭痛が起こりやすくなるのです。そう考えると、明治期の作家、樋口一葉《ひぐちいちよう》をはじめ、芸術家の中には片頭痛に悩む人が多いのもうなずけます。

日本では昔から「頭痛は病気ではない」という風潮があり、ひたすら我慢したり、市販の鎮痛剤でやりすごしたりする人が少なくありませんでした。日本では2000

年から、脳の過敏な反応をおさえて片頭痛を根本から改善する「トリプタン製剤」という薬が使われ始めました。トリプタン製剤を正しく服用すれば、脳はそれ以上興奮しなくなります。

しかし、鎮痛剤では脳の興奮を鎮めることができません。痛みは鎮静しても、水面下では脳の興奮は放置されたままです。片頭痛を長年くり返すうちに、脳の過敏性は増大して、少しの刺激で興奮するようになります。すると、鎮痛剤を飲む頻度が上がり、脳の過敏性が増すという悪循環に陥《おちい》ります。

50歳前後になると、脳の血管の柔軟性が低下して拡張しづらくなるため、片頭痛が起こりにくくなってきます。その代わり、耳鳴りや難聴、めまい、不眠など、頭痛以外の症状が現れてきます。これが、脳過敏症候群です。耳鼻咽喉科《じびいんこうか》を受診しても耳に異常がなく、以前、片頭痛に悩んでいた人、もしくは身内に頭痛持ちがいる人は、脳過敏症候群の可能性があります。

前述したように、脳過敏症候群は、脳の興奮をおさえる薬の服用で治すことができます。脳が興奮しているかどうかは、脳波検査を行わなければ正しく診断できません。また、ほかの病気を除外するために、CT（コンピューター断層撮影）やMRI

（核磁気《かくじき》共鳴画像《きょうめいがぞう》）を行う必要もあります。ですから、そうした検査のできる頭痛外来や脳神経外科の受診をお勧めします。症状が改善するには少なくとも6ヵ月以上かかりますが、根気よく治療を続けることで格段によくなっていきます。

脳過敏症候群を放置すると、不眠がひどくなったり、性格が攻撃的になって人間関係が悪化したりします。そのため、認知症と誤診されるケースがあるのです。認知症の薬は脳の興奮を高めるので、脳過敏症候群の症状である耳鳴りや難聴の悪化につながる危険性があります。

頭痛とひとくちにいっても、脳卒中などの重篤《じゅうとく》な病気が潜んでいる場合や、片頭痛のように脳過敏症候群につながるケースがあります。我慢したり、素人判断で市販の頭痛薬に頼ったりせず、まずは専門医の診察と治療を受けてください。

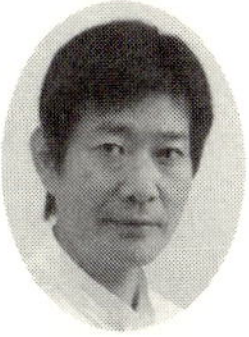

しみず・としひこ　脳神経外科医。医学博士。獨協医科大学神経内科臨床准教授（兼任）。頭痛治療の第一人者。「全国慢性頭痛友の会」顧問。『頭痛、めまい、耳鳴り、難聴は治せる』（マキノ出版）『脳は悲鳴を上げている』（講談社）など著書多数。

漢方薬

「水毒」「水滞」を解消して耳の聞こえをよくする

昌平クリニック院長　鍋谷欣市

現代医学でも治療が難しい病気の1つ

難聴《なんちょう》には伝音性《でんおんせい》と感音性《かんおんせい》の2つがあります。

伝音性の難聴は、耳の穴や鼓膜《こまく》など、音を伝える機能を持つ外耳《がいじ》から中耳《ちゅうじ》までの異常によって起こるものです。

それに対して感音性の難聴は、そのさらに奥にある聴神経《ちょうしんけい》や脳など、音を感じる機能を持つ内耳《ないじ》の異常によって起こります。

耳鳴りを伴いやすいことも特徴です。一般に、「ジー」とか「ゴー」という低音の耳鳴りのする難聴は伝音性であることが多く、治りやすいとされています。

一方で、「キーン」という高音の耳鳴りがする難聴は感音性であることが多く、治りにくいといわれます。

とはいえ、実際には両方が交じっている場合もあり、どちらか一方に、きれいに分けられるケースばかりではありません。特別な原因もなく、あるとき突然、片方の耳が聞こえづらくなる「突発性《とっぱつせい》難聴」という病気もあります。

このように原因の特定がしにくく、対処法がわかりにくいところが、難聴のやっかいな点です。進歩した現代の医学をもってしても、治療が難しい病気の1つといえるでしょう。

このような病気にこそ、漢方が効果を発揮します。漢方では、難聴の原因を主に水《すい》毒《どく》、もしくは水滞《すいたい》であると考えます。水毒も水滞も、体内の水分の入れ替わりがうまくいかなくなった状態を指します。

「難聴ではないが、耳鳴りがする」という人もいますが、耳鳴りの原因も水毒・水滞です。

実際、難聴や耳鳴りの患者さんの多くに、水毒・水滞を示す次のような症状が、よく見られます。

・まぶたが腫《は》れぼったい

・ひざから下にむくみがある
・尿の出が悪い
・舌の色が白っぽく、全体的にむくんでいる
・歯痕《しこん》がある（舌のふちに歯の跡がついてギザギザしている）
・舌中《ぜっちゅう》（舌の中央の溝）が消えている

そこで、体内の水分の滞りを除き、流れをよくする利水剤《りすいざい》となる漢方薬を使います。私が最もよく使うのは、苓桂朮甘湯《りょうけいじゅつかんとう》です。ただし、体力がない人には真武湯《しんぶとう》を出すなど、体質を見ながら使い分けます。

水毒・水滞のときは、たいてい血の巡りも悪くなっているので、血流をよくする漢方薬をいっしょに出すこともあります。

ほかにも伝音性難聴では、化膿《かのう》を取る柴胡剤《さいこざい》を使います。体力がある実証《じっしょう》の人なら小柴胡湯《しょうさいことう》、柴胡加竜骨牡蠣湯《さいこかりゅうこつぼれいとう》を処方します。体力のない虚証《きょしょう》の患者さんには、黄耆建中湯《おうぎけんちゅうとう》や補中益気湯《ほちゅうえっきとう》を出します。中間くらいの体力の場合は、柴胡清肝湯《さいこせいかんとう》、荊芥連翹湯《けいがいれんぎょうとう》になります。

感音性難聴では、全身の状態を考慮しつつ、中間から実証なら八味丸《はちみがん》や牛車腎気丸《ごしゃじんきがん》

を、虚証なら六味丸《ろくみがん》を使います。

また、患者さんに動脈硬化や高血圧があれば、黄連解毒湯《おうれんげどくとう》や釣藤散《ちょうとうさん》を、更年期の女性には加味逍遥散《かみしょうようさん》や女神散《にょしんさん》を出します。冷えがあるなら、当帰芍薬散《とうきしゃくやくさん》や当帰《とうき》四《し》逆加呉茱萸生姜湯《ぎゃくかごしゅゆしょうきょうとう》を処方します。

一見、耳とは関係がなさそうな体の諸症状を除くことによって、難聴や耳鳴りがよくなることも多いからです。

1週間で耳鳴りと動悸が解消

では、実際の改善例を見てみましょう。

Aさんは23歳の女性。ゴーッという耳鳴りがつらくて、あちこち耳鼻科を訪ねました。ところが、どこでも「異常なし」といわれて、治療が受けられなかったそうです。私たちのクリニックに来たのは、2年間悩まされた後のことでした。

話を聞くと、「疲れやすい、汗をかきやすい、夜間の排尿、手足の冷え、めまい」といった症状もあるといいます。舌には歯痕が見られ、典型的な水毒の状態です。心《しん》窩部《かぶ》（みずおち）には動悸《どうき》がありました。

そこで、苓桂朮甘湯《りょうけいじゅつかんとう》と当帰四逆加呉茱萸生姜湯《とうきしぎゃくかごしゅゆしょうきょうとう》を飲んでもらうと、1週間で耳鳴りが解消し、動悸も消えました。服薬は2ヵ月で終了。その後、再発はありません。

Bさんは36歳の男性。右耳が詰まった感じがして聞こえにくくなり、キーンという耳鳴りがし始めました。やがて、めまいや立ちくらみが起こるようになったので、病院でメニエール病ではないかといわれ、治療を受けたのです。メニエール病とは、耳鳴り・難聴・耳閉感《じへいかん》（耳の詰まった感じ）・めまいが同時に起こり、それをくり返す耳の病気です。

Bさんは耳鼻咽喉科《じびいんこうか》での投薬治療を続けましたが、いっこうによくならないため、漢方を試すために来院しました。

Bさんは肥満ではなく、血圧も正常でした。しかし、舌には歯痕が見られ、舌中が消えていて、足の冷えもありました。つまり、水毒・水滞の症状が明らかだったのです。そのため、苓桂朮甘湯《りょうけいじゅつかんとう》と真武湯《しんぶとう》を出しました。

また、Bさんの場合、「ストレスで眠れない」という訴えがあり、漢方用語でいうところの胸脇苦満《きょうきょうくまん》もありました。胸脇苦満とは、肋骨《ろっこつ》の下の辺りが張って重苦しく、押すと抵抗と圧痛《あっつう》（圧迫すると感じる痛み）があるという、おなかの症状です。
そこで、漢方の睡眠薬のような香蘇散《こうそさん》と、胸脇苦満を改善する小柴胡湯《しょうさいことう》も出しました。

すると約1ヵ月で、耳の閉塞感《へいそくかん》が取れて聞こえがよくなり、耳鳴りがかすかなものになったのです。めまいや立ちくらみもなくなりました。

耳鼻科でよくならず、漢方治療を試みる人も多いのですが、一般に、難聴は早く治療を開始したほうが、改善率が高くなる病気です。耳の聞こえに異常を感じたら、まずは耳鼻咽喉科を受診してください。耳鼻咽喉科の治療を終了したあとにも、症状が取れない、すっきりしないといったことがあれば、漢方治療を活用してください。耳鼻咽喉科の治療と併用することも可能です。

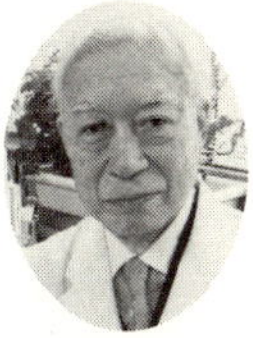

なべや・きんいち　1927年、青森県生まれ。千葉医科大学（現在の千葉大学医学部）在学中から漢方を学ぶ。杏林大学教授就任後は、外科での漢方薬併用の道をさらに開拓。93年に昌平クリニック院長就任後は、多くの疾患に広く漢方治療を行う。杏林大学名誉教授。

星状神経節ブロック療法

自律神経を整え突発性難聴、耳鳴りを一掃

施無畏クリニック院長　持田奈緒美

耳鳴り患者の8割に改善が見られた

耳鳴りの有効な治療法として、注目を集めているのが「星状神経節《せいじょうしんけいせつ》ブロック療法」（後述）です。当初は痛みをおさえるための治療法でしたが、長年の臨床研究により、多くの病気や症状に効果のあることがわかりました。耳鳴りもその1つです。

私の医院でも、程度の差はありますが、星状神経節ブロック療法を受けた耳鳴りの患者さんの約8割に、改善が見られています。

星状神経節は、胸部から上を支配する交感神経《こうかんしんけい》（後述）が集まる中継点で、のどの左右にあります。星の形に似ていることから、この名前がつきました。

この星状神経節の近くに、少量の局所麻酔を注射し、交感神経の伝導を一時的に遮

断（ブロック）するのが、星状神経節ブロック療法です。

内臓や血管などを調整する自律神経《じりつしんけい》の1つである交感神経は、心身が緊張したときに働きが高まります。自律神経には、もう1つ、リラックスしたときに働く副交感神《ふくこうかんしん》経《けい》があり、この2つの神経がバランスを取りながら生命活動を維持しています。

ところが、自律神経がバランスをくずし、交感神経が過緊張になると、血管が収縮し、体の各部への血流が悪くなります。耳の奥に位置する聴神経《ちょうしんけい》周辺への血流も滞《とどこお》るので、耳鳴りや難聴《なんちょう》なども起こりやすくなるのです。

このようなとき、星状神経節ブロック療法で交感神経の緊張を緩めると、全身の血流が改善されます。特に、脳に行く血液の量が大幅にふえるのです。星状神経節に注射をした15分後には、頭部への血流が1・8倍になったというデータもあるほどです。

脳の血流がよくなれば、脳の中心部にある視床下部《ししょうかぶ》の働きが正常になります。視床下部は、自律神経、内分泌《ないぶんぴつ》（ホルモン）、免疫《めんえき》（異物から身を守る防御システム）の司令塔です。視床下部が正常に働けば、自然治癒力《しぜんちゆりょく》が高まります。つまり、脳がみずから自分の心身の不調を治すようになるのです。そのため、耳鳴り、難聴などの症状が改善するというわけです。

突発性難聴にもメニエール病にも効果があった

それでは、その改善例を紹介しましょう。

60歳代の女性Aさんは、突発性難聴《とっぱつせいなんちょう》により、右耳の聞こえが悪くなり、耳の閉塞《へいそく》感《かん》（詰まった感じ）もありました。また、激しい耳鳴りにも悩まされていました。

そこで、星状神経節ブロック療法を行ったところ、13回目の治療で耳の聞こえがよくなり、40回目で完全に耳鳴りがなくなったので、治療を終了しました。

40歳代の女性Hさんは、メニエール病を患《わずら》っており、めまいや吐《は》き気の発作をくり返し、ひどい耳鳴りもありました。メニエール病とは、めまいと難聴、耳鳴り、耳の詰まった感じが同時に重なる症状をくり返す病気です。それとともに、ひどい耳鳴りもありました。星状神経節ブロック療法を行ったところ、4回目で耳鳴りがなくなり、めまいも30回目で起こらなくなったのです。

このように効果絶大な星状神経節ブロック療法ですが、治療回数は人それぞれです。耳鳴りであれば30回くらいで音が小さくなり、50回くらいで満足するかたが多いようです。

注射は、打つときにチクッとした痛みがありますが、強い痛みではありません。その後、30分間ベッドで休んでもらいます。週に1～2回治療し、改善が見られたら回数を減らしていきます。

この治療は、体を本来の状態に戻すものなので、副作用の心配はありません。ちなみに、私も疲労回復のために、定期的にこの治療を受けています。

耳鳴りや難聴以外にも、自律神経失調症、花粉症、ぜんそく、頭痛、肩こり、高血圧など、幅広い症状に効果があります。また、血流がよくなってホルモンのバランスもよくなるので、皮膚の再生力が高まり、シミがなくなったという女性もいます。

星状神経節ブロック療法を行う全国の主な医療機関は、228～229ページに掲載してあります。参考にしてください。

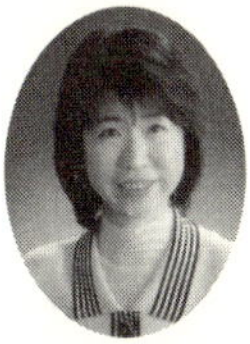

もちだ・なおみ　広島大学医学部を卒業後、佐久総合病院で全科を研修。その後、麻酔科、ペインクリニック科、産婦人科、内科、東洋医学等の研鑽を積む。山梨県立中央病院、新生病院、NTT東日本関東病院、武蔵野病院などを経て、2003年に施無畏クリニック開院。

種山医院 ☎ 0263-53-1010
長野県塩尻市大門五番町6-28

和田整形外科医院 ☎ 0263-48-0200
長野県松本市島内5024-5

水谷痛みのクリニック ☎ 054-221-0802
静岡県静岡市葵区鷹匠1-11-15-2F

マツダペインクリニック ☎ 053-458-5400
静岡県浜松市中区板屋町110-5-2F

こばやしペインクリニック ☎ 055-973-0336
静岡県三島市一番町15-26-6F

ペイン山原クリニック ☎ 052-723-4503
愛知県名古屋市千種区竹越2-3-22

シミズクリニック ☎ 0798-39-1215
兵庫県西宮市羽衣町5-3

本山整形外科 ☎ 079-422-0037
兵庫県加古川市加古川町粟津32-1

福井クリニック ☎ 089-921-9658
愛媛県松山市柳井町1-15-7

有吉クリニック ☎ 093-645-1310
福岡県北九州市八幡西区菅原町5-1

西日本ペインクリニック ☎ 092-737-8481
福岡県福岡市中央区渡辺通1-8-17-101

牧港クリニック ☎ 098-871-1500
沖縄県浦添市牧港4-24-7

耳鳴り・難聴に星状神経節ブロック療法を行う主な医療機関

仙台ペインクリニック ☎ 022-236-1310
宮城県仙台市宮城野区新田東3-14-1

うつのみや痛みのクリニック ☎ 028-634-3113
栃木県宇都宮市吉野2-8-14

戸田けやきクリニック ☎ 048-445-7271
埼玉県戸田市本町5-3-4

我孫子東邦病院 ☎ 04-7182-8166
千葉県我孫子市我孫子1851-1

ブランズウイックビル診療所 ☎ 03-3355-9458
東京都渋谷区千駄ヶ谷5-27-7-201

碑文谷クリニック ☎ 03-3715-6633
東京都目黒区碑文谷6-8-20

施無畏クリニック ☎ 0422-41-4615
東京都三鷹市下連雀3-28-2-2F

かげしま整形外科 ☎ 045-322-8817
神奈川県横浜市西区平沼1-2-12　甘糟平沼ビル2F-D

宮崎クリニック ☎ 042-743-8121
神奈川県相模原市南区古淵3-18-13

どちペインクリニック　玉穂ふれあい診療所 ☎ 055-278-5670
山梨県中央市成島2439-1

長島医院ペインクリニック ☎ 026-254-5480
長野県長野市徳間3105

おわりに

いかがでしたか？　ご自身に合いそうな方法、続けられそうな方法が見つかったでしょうか？

まずは直感で、「これは効きそう」「これはおもしろそう」と思ったものを、試してください。毎日続けるためには、少しでもストレスになっては逆効果です。楽しみながら実践できるものを選びましょう。

本書を通読していただくとわかるように、耳鳴りや難聴《なんちょう》という症状は、今や耳鼻《じび》咽喉科《いんこうか》だけでなく、内科や脳神経外科、麻酔科、歯科の領域においても、治療法や改善法が研究されています。

また、医療機関だけでなく、鍼灸《しんきゅう》治療や漢方薬などの東洋医学においても、長い歴史の中で培《つちか》われてきた療法があり、それが奏効するケースも少なくありません。

第1章でご紹介したように、私自身、現代医学ではどうしても改善しなかった体調不良を、ヨガによって克服した経験を持っています。医療機関を受診して適切な治療を受けても、あまり改善が見られない場合には、現代医学以外の療法を試すのもひとつの方法かもしれません。

ただし、本文中で何度もくり返されているように、耳鳴りや難聴は、重篤《じゅうとく》な病気のサインの場合もあれば、一刻も早い治療が必要なケースもあります。突然、耳の聞こえが悪くなったときや、生活に支障が出るほどの耳鳴りがする場合は、必ず耳鼻咽喉科を受診してください。

そして、医師の指示に従ったうえで、本書に収載されている療法を実践しましょう。第5章で紹介されている治療法を受ける場合も、主治医とよく相談してください。

本書により、耳鳴りや難聴から解放され、みなさんの生活がよりいっそう快適になることを願っています。

2013年　神無月

監修者記す

石井正則（いしい・まさのり）

1980年、東京慈恵会医科大学卒業。84年、同大学院卒業後、米国ヒューストン・ベイラー医科大学耳鼻咽喉科へ留学。87年に帰国後、東京慈恵会医科大学耳鼻咽喉科医長に就任。90年、東京慈恵会医科大学耳鼻咽喉科講師、2000年より同大学准教授。現在、JCHO東京新宿メディカルセンター耳鼻咽喉科診療部長、日本めまい平衡医学会評議員、日本耳鼻咽喉科学会評議員、宇宙航空研究開発機構宇宙医学審査会委員。著書に『よくわかる耳鳴り・難聴・めまい』（主婦と生活社）、『医師がすすめる心とカラダに効くヨガの処方箋』（二見書房）がある。八重洲クリニック 耳なり めまい 蓄膿症 専門外来診療部長。

■ビタミン文庫

耳鳴り・難聴を治す本

平成25年10月25日／第1刷発行
平成28年2月18日／第12刷発行

監修者　石井正則
発行者　室橋一彦
発行所　株式会社マキノ出版
〒113-8560　東京都文京区湯島2-31-8
電話　03-3815-2981　振替　00180-2-66439
マキノ出版のホームページ　http://www.makino-g.jp

印刷所
製本所　株式会社フォーネット社

お問い合わせは、編集関係は書籍編集部（03-3818-3980）、
販売関係は販売部（03-3815-2981）へお願いいたします。
定価はカバーに明示してあります。
ISBN　978-4-8376-1257-5